Letr~~___~~

Agorafobia (300.22/F40.00):

La agorafobia es un trastorno de ansiedad en el que se siente un miedo o nerviosismo intensos por estar en lugares o circunstancias de los que podría ser difícil o embarazoso escapar, o en los que podría no ser capaz de obtener ayuda si sufre un ataque de pánico o síntomas similares.

Las situaciones que suelen provocar miedo son las aglomeraciones, salir de casa solo, viajar en autobús, tren u otro transporte público, estar en un puente o en un ascensor. La ansiedad suele hacer que uno evite esas situaciones, lo que interfiere gravemente en sus actividades diarias y en su capacidad para desenvolverse.

En algunos casos, la ansiedad puede producirse en la anticipación de la situación temida más que en la situación en sí. Las personas con agorafobia pueden presentar síntomas físicos de ansiedad cuando se exponen a estas situaciones, como palpitaciones, sudoración, temblores, ahogos, mareos o sensación de no estar en contacto con la realidad.

Este trastorno suele comenzar al final de la adolescencia o al principio de la edad adulta. Las mujeres tienen el doble de probabilidades que los hombres de desarrollar agorafobia. A menudo coexiste con el trastorno de pánico, la fobia social, la depresión mayor y el abuso de sustancias.

El tratamiento más eficaz es la terapia cognitivo-conductual, que ayuda a enfrentarse gradualmente a las situaciones temidas para superar la ansiedad. Los medicamentos antidepresivos y ansiolíticos también pueden ser útiles. La agorafobia puede ser incapacitante si no se trata, pero la mayoría de las personas mejoran significativamente con las intervenciones adecuadas.

Apnea del sueño (327.23/G47.33):

La apnea del sueño es un trastorno por el que se deja de respirar repetidamente durante el sueño. Estas pausas en la respiración suelen durar entre 10 y 20 segundos y pueden producirse cientos de veces durante la noche.

Esto ocurre porque los músculos de la garganta se relajan demasiado durante el sueño, bloqueando las vías respiratorias. Las pausas respiratorias reducen el oxígeno en la sangre, lo que obliga al cerebro a despertarle brevemente para reanudar la respiración, aunque usted no se dé cuenta.

Los síntomas incluyen ronquidos fuertes, sensación de cansancio o somnolencia durante el día, dolores de cabeza matutinos, pérdida de memoria y concentración, cambios de humor o de personalidad. Puede aumentar el riesgo de hipertensión arterial, infartos de miocardio.

Para diagnosticarla, se realiza un estudio del sueño para controlar su respiración, niveles de oxígeno, cerebro y corazón. El tratamiento incluye el uso de una máquina CPAP que suministra aire a presión a través de una mascarilla mientras duerme para mantener abiertas las vías respiratorias. Perder peso, evitar el alcohol y dormir de lado también ayudan.

Trastorno adaptativo especificado (309.9/F43.20):

Este trastorno se produce cuando alguien tiene dificultades para adaptarse eficazmente a un cambio importante en su vida, como empezar un nuevo colegio, la muerte de un ser querido, el divorcio de los padres, una enfermedad grave, etc.

Los síntomas aparecen en los 3 meses siguientes al acontecimiento estresante y no duran más de 6 meses después de que el factor estresante o sus consecuencias hayan terminado. Pueden incluir un estado de ánimo depresivo, ansiedad, sentimientos de incapacidad para afrontar la situación y problemas sociales o académicos.

La persona experimenta una angustia mayor de la esperada en respuesta al acontecimiento estresante. Los síntomas causan un deterioro significativo en el ámbito social, laboral u otras áreas importantes de la vida. Este trastorno se especifica cuando el clínico no puede identificar los síntomas predominantes de ansiedad frente a los de depresión.

El tratamiento se centra en la terapia individual o de grupo para mejorar las habilidades de afrontamiento, el apoyo emocional, la resolución de los problemas prácticos creados por la situación estresante y, ocasionalmente, la medicación. Los síntomas suelen mejorar en unos meses una vez resuelto el factor estresante.

Trastorno adaptativo mixto con ansiedad y estado de ánimo depresivo (309.28/F43.23):

Este trastorno se produce cuando alguien tiene dificultades para adaptarse eficazmente a un cambio importante en su vida, como una enfermedad grave, la pérdida del trabajo de uno de los padres, un divorcio, etc.

Los síntomas aparecen en los 3 meses siguientes al acontecimiento estresante y duran hasta 6 meses después de que termine el factor estresante. Pueden incluir ansiedad, preocupación excesiva, nerviosismo, tristeza, desesperanza, llanto, retraimiento social, problemas de concentración y de sueño.

La persona muestra más angustia de la esperada en respuesta al acontecimiento estresante. Los síntomas causan un deterioro significativo en el ámbito social, académico u otras áreas importantes.

El tratamiento implica terapia individual o de grupo para mejorar las habilidades de afrontamiento, apoyo emocional, resolución práctica de problemas y, ocasionalmente, medicación. Los síntomas tienden a mejorar en unos meses una vez resuelto el factor estresante.

Trastorno de acumulación compulsiva (300.3/F42):

Este trastorno se caracteriza por una dificultad persistente para descartar o renunciar a las posesiones, independientemente de su valor real. Se acumulan cantidades excesivas de objetos, congestionando y llenando los espacios vitales y de trabajo de la persona.

La acumulación se debe a una percepción exagerada del valor emocional de las posesiones, o para evitar el malestar asociado a deshacerse de ellas. La persona siente una intensa angustia o ansiedad ante la idea de desprenderse de los objetos acumulados.

El trastorno genera incapacidad para utilizar los espacios de forma convencional y causa problemas significativos de funcionamiento y bienestar emocional. El patrón de acaparamiento no se explica mejor por la presencia de otro trastorno mental.

El tratamiento incluye terapia cognitivo-conductual y farmacoterapia en algunos casos. Se centra en ayudar a examinar y cambiar las creencias disfuncionales sobre el valor de las posesiones, y en estrategias graduales para deshacerse de los objetos acumulados. Con un tratamiento adecuado, puede lograrse una mejoría significativa.

Trastorno de adaptación (309.9/F43.20):

Este trastorno se produce cuando alguien tiene problemas para adaptarse eficazmente a un cambio importante en su vida, como empezar en un nuevo colegio, el divorcio de los padres, la muerte de un ser querido, una enfermedad grave, etc.

Los síntomas aparecen en los 3 meses siguientes al acontecimiento estresante y no duran más de 6 meses después de que el factor estresante o sus consecuencias hayan terminado. Los síntomas pueden incluir tristeza, ansiedad, sentimientos de incapacidad para afrontar la situación y problemas sociales o académicos.

La persona muestra más angustia de la esperada en respuesta al acontecimiento estresante. Los síntomas causan un deterioro significativo en el ámbito social, académico u otras áreas importantes de la vida.

El tratamiento se centra en la terapia individual o de grupo para mejorar las habilidades de afrontamiento, proporcionar apoyo emocional, resolver problemas prácticos y, ocasionalmente, medicación. Los síntomas suelen mejorar en unos meses a medida que se resuelve el factor estresante.

Trastorno de angustia (300.01/F41.0):

Este trastorno se caracteriza por ataques repetidos e inesperados de miedo intenso, pánico o angustia, conocidos como "ataques de pánico". Los ataques alcanzan su punto álgido en cuestión de minutos y provocan síntomas como palpitaciones, sudoración, temblores, sensación de ahogo, mareos y miedo a "volverse loco" o a perder el control.

La persona experimenta una preocupación persistente por tener más convulsiones o por sus consecuencias. Como resultado, puede desarrollar comportamientos relacionados con la evitación o un malestar significativo en el ámbito social, laboral o en otras áreas importantes de la vida.

Los ataques de angustia no se explican mejor por los efectos de una sustancia o una afección médica. No siempre tienen una causa identificable, aunque el estrés puede ser un desencadenante. Este trastorno suele comenzar en la adolescencia o en los primeros años de la edad adulta.

El tratamiento más eficaz es una combinación de medicación antidepresiva/ansiolítica y psicoterapia cognitivo-conductual. Con un tratamiento adecuado, los síntomas pueden controlarse y la persona puede recuperar un funcionamiento normal.

Trastorno de ansiedad por separación, especificado (309.21/F93.0):

Este trastorno se caracteriza por una ansiedad excesiva e inapropiada para el desarrollo al anticipar o experimentar la separación del hogar o de las figuras de apego. Por ejemplo, miedo extremo a quedarse solo en casa, a dormir fuera de casa, a ir al colegio o a que uno de los padres se vaya de viaje.

La ansiedad supera lo esperado para la edad y causa un deterioro clínicamente significativo en relación con situaciones escolares, familiares, sociales, etc. Persiste durante al menos 4 semanas en niños/adolescentes y 6 meses en adultos. No se explica mejor por otro trastorno mental.

El tratamiento incluye psicoterapia para ayudar a controlar la ansiedad, técnicas de relajación y exposición gradual a las situaciones temidas. Los padres también aprenden formas de reforzar la independencia y la confianza en sí mismos. La medicación puede ayudar en los casos graves. Con las intervenciones adecuadas, los síntomas suelen mejorar.

Trastorno de ansiedad debido a enfermedad médica (293.84/F06.4):

Este trastorno se caracteriza por síntomas de ansiedad prominentes que se determina que son el resultado directo de los efectos fisiológicos de una afección médica. Por ejemplo, hipertiroidismo, feocromocitoma, insuficiencia cardiaca congestiva, asma, hiperparatiroidismo.

La ansiedad puede manifestarse como ataques de pánico, preocupación excesiva, miedos intensos, síntomas somáticos como palpitaciones, tensión muscular, sudoración, que se ven exacerbados por la enfermedad subyacente.

El diagnóstico requiere que la historia clínica, la exploración física o las pruebas de laboratorio confirmen que los síntomas de ansiedad pueden explicarse mejor por los efectos directos de la enfermedad. El tratamiento se centra en tratar la afección médica responsable. Los síntomas de ansiedad mejoran una vez controlada la enfermedad.

Trastorno de ansiedad generalizada (300.02/F41.1):

Este trastorno se caracteriza por una preocupación y ansiedad excesivas, persistentes y difíciles de controlar sobre diversos acontecimientos o actividades. La ansiedad y la preocupación se producen la mayoría de los días durante al menos 6 meses.

Los síntomas más comunes son inquietud, fatiga, dificultad para concentrarse, irritabilidad, tensión muscular y problemas para dormir. La persona siente que la ansiedad y la preocupación son exageradas y no puede controlarlas. Esto provoca un deterioro significativo de la vida cotidiana.

El trastorno suele comenzar en la infancia o la adolescencia y es más común en las mujeres. El tratamiento más eficaz es la terapia cognitivo-conductual y medicamentos como los antidepresivos o las benzodiacepinas. Con un tratamiento adecuado, los síntomas pueden controlarse para que la persona pueda llevar una vida normal.

Trastorno de ansiedad inducido por sustancias/medicamentos especificados (293.84/F1X.180):

Este trastorno se produce cuando el consumo o la abstinencia de cualquier sustancia, como alcohol, cocaína, cannabis, alucinógenos, estimulantes, sedantes, nicotina, cafeína u otros medicamentos, produce síntomas prominentes de ansiedad.

Por ejemplo, alguien que tras consumir cocaína sufre ataques de pánico, preocupación intensa, inquietud, temblores y palpitaciones. O alguien que deja de consumir alcohol bruscamente y sufre ansiedad y ataques de pánico durante varias semanas.

Los síntomas de ansiedad son lo suficientemente graves como para merecer una atención clínica independiente. Deben aparecer durante o en el plazo de un mes tras la intoxicación o la abstinencia de la sustancia y representar un cambio respecto al patrón de consumo anterior. Una vez resuelta completamente la abstinencia, los síntomas de ansiedad remiten en semanas o meses.

El diagnóstico requiere pruebas mediante la historia clínica, la exploración física o las pruebas de laboratorio de que los síntomas se originan por los efectos fisiológicos directos de la sustancia. El tratamiento incluye terapia de apoyo, medicamentos para controlar la ansiedad y programas para interrumpir el consumo de la sustancia problemática.

Trastorno de ansiedad por enfermedad (300.7/F45.21):

Este trastorno consiste en una ansiedad y preocupación excesivas por padecer o tener una enfermedad grave, aunque no existan pruebas médicas de que realmente se padezca la enfermedad.

La persona interpreta erróneamente signos y sensaciones corporales normales como indicios de estar enferma (por ejemplo, asumir que un dolor de cabeza común significa tener un tumor cerebral). Consulta repetidamente a los médicos en busca de tranquilidad y se realiza un exceso de pruebas médicas, pero no se tranquiliza con los resultados negativos.

El nivel de ansiedad es claramente desproporcionado con respecto al riesgo real de la enfermedad temida. Esta preocupación persiste durante al menos 6 meses y causa malestar intenso o deterioro en áreas importantes del funcionamiento.

El tratamiento incluye medicación para controlar la ansiedad y terapia cognitivo-conductual para identificar y corregir las interpretaciones erróneas sobre la enfermedad y la salud. Con el tratamiento adecuado, la afección suele mejorar significativamente.

Trastorno de ansiedad por separación (309.21/F93.0):

Este trastorno consiste en tener una ansiedad excesiva e inapropiada para el desarrollo cuando se anticipa o se produce la separación del hogar o de las figuras de apego primarias.

Por ejemplo, miedo extremo o resistencia a quedarse solo en casa, dormir fuera de casa, ir al colegio, ir de acampada o que uno de los padres viaje. La ansiedad va más allá de lo esperado para la edad del niño/adolescente.

Causa un deterioro clínicamente significativo en el funcionamiento social, escolar y otras áreas importantes. Persiste durante al menos 4 semanas en niños/adolescentes y 6 meses en adultos. No se explica mejor por la presencia de otro trastorno mental.

El tratamiento incluye psicoterapia, técnicas de control de la ansiedad, terapia de exposición y estrategias para que los padres refuercen la independencia. La medicación puede ayudar en los casos graves. Con una intervención adecuada suele producirse una mejora significativa.

Trastorno de ansiedad social (fobia social) (300.23/F40.10):

Este trastorno se caracteriza por un miedo o ansiedad intensos y persistentes ante situaciones sociales o actuaciones en público, en las que la persona se expone al posible escrutinio de los demás.

Las situaciones temidas pueden incluir hablar en público, comer delante de otros, ir a fiestas, hacer presentaciones, hablar con autoridades o personas atractivas, entre otras muchas interacciones sociales. La mera anticipación de estas situaciones genera una ansiedad intensa.

La persona teme actuar de forma humillante o vergonzosa bajo la observación de los demás. Los síntomas físicos de la ansiedad pueden incluir rubor, palpitaciones, temblores en las manos, náuseas y dificultad para hablar. Esto lleva a evitar las situaciones sociales temidas o a resistirse con intensa ansiedad o malestar.

El miedo, la evitación y la anticipación ansiosa interfieren significativamente en las rutinas normales, el trabajo/la escuela, las actividades sociales y las relaciones. El trastorno suele comenzar en la infancia o la adolescencia. Es más frecuente en las mujeres.

El tratamiento más eficaz es la terapia cognitivo-conductual y medicamentos como los antidepresivos o las benzodiacepinas. Con el tratamiento y las intervenciones adecuadas, los síntomas pueden controlarse para llevar una vida normal.

Trastorno de la apnea obstructiva del sueño (327.23/G47.33):

Este trastorno se caracteriza por pausas repetidas en la respiración durante el sueño, cuando los músculos de la garganta se relajan y bloquean las vías respiratorias. Las pausas pueden durar 10 segundos o más y repetirse hasta 30 veces por hora.

Cuando la respiración se detiene, el oxígeno en sangre disminuye. El cerebro se despierta parcialmente para reanudar la respiración, aunque la persona no lo recuerde. Esto interrumpe el sueño profundo necesario para un buen descanso.

Los síntomas incluyen ronquidos fuertes, episodios de asfixia durante el sueño, somnolencia diurna, cansancio y dolores de cabeza matutinos. Aumenta el riesgo de hipertensión y enfermedades cardiovasculares.

El diagnóstico se realiza mediante un estudio del sueño. El tratamiento principal es una máquina CPAP que suministra aire a presión mientras se duerme.

Letra B

Trastorno bipolar I (296.xx/F31.xx):

Este trastorno se caracteriza por episodios de manía que implican un estado de ánimo anormalmente elevado, explosivo o irritable. Durante la manía la persona se siente eufórica, con la autoestima inflada, menor necesidad de dormir, verborrea, distracción y mayor actividad orientada a objetivos e intereses.

La manía dura al menos una semana y representa un cambio marcado del estado habitual, con deterioro del funcionamiento en áreas como el trabajo, la escuela, las relaciones. Puede tener consecuencias graves como gastos excesivos, comportamientos de alto riesgo, agresividad. Los episodios de manía y depresión suelen alternarse.

La enfermedad suele comenzar en la adolescencia o en los primeros años de la edad adulta y suele ser crónica con recaídas. El riesgo de suicidio es alto durante los episodios depresivos. Se cree que está implicado un desequilibrio de sustancias químicas cerebrales como la dopamina y la serotonina.

El tratamiento es un enfoque integral de medicación (estabilizadores del estado de ánimo, antipsicóticos, antidepresivos), psicoeducación, terapia interpersonal y de ritmo social, seguimiento de los síntomas para evitar recaídas. Con un tratamiento adecuado, la mayoría se estabiliza.

Trastorno bipolar II, especificado (296.89/F31.81):

Este trastorno se caracteriza por episodios de hipomanía que alternan con episodios de depresión mayor. La hipomanía consiste en periodos de estado de ánimo anormalmente elevado, irritable o expansivo, con aumento de la energía, autoestima inflada, menor necesidad de dormir, verborrea, distracción y mayor actividad orientada a objetivos y antojos.

Durante estos episodios el cambio es observable por los demás pero no implica un deterioro significativo como en la manía completa. Los episodios depresivos consisten en un estado de ánimo deprimido, pérdida de interés por las actividades, alteraciones del apetito y del sueño, sentimientos de inutilidad, pensamientos recurrentes de muerte o suicidio.

La enfermedad suele comenzar en la adolescencia o en los primeros años de la edad adulta y sigue un curso crónico. El tratamiento es similar al del trastorno bipolar I, con medicamentos estabilizadores del estado de ánimo, terapia psicológica y estrategias de prevención de recaídas. Con una intervención adecuada muchos consiguen controlar sus síntomas y llevar una vida estable.

Trastorno bipolar y trastorno depresivo mayor relacionado debido a otra afección médica especificada (296.89/F06.33):

Esta afección consiste en síntomas de manía, hipomanía o depresión grave que se determina que están causados por los efectos fisiológicos directos de una afección médica.

Por ejemplo, un tumor cerebral, la epilepsia, el lupus eritematoso sistémico, el síndrome de Cushing, la esclerosis múltiple, el derrame cerebral, el VIH, la deficiencia de vitamina B12, entre otras enfermedades, pueden producir cambios bioquímicos que generen episodios maníacos o depresivos.

El diagnóstico requiere pruebas mediante la historia clínica, la exploración física o las pruebas de laboratorio de que los síntomas psiquiátricos se originan por los efectos directos de la enfermedad médica. Los síntomas aparecen en el transcurso o en el plazo de un mes desde el inicio.

El tratamiento se centra principalmente en tratar la enfermedad médica subyacente. Los síntomas bipolares y depresivos tienden a mejorar una vez controlada o estabilizada la enfermedad orgánica responsable. También pueden utilizarse estabilizadores del estado de ánimo o antidepresivos.

Trastorno bipolar no especificado inducido por sustancias/medicación y trastorno depresivo relacionado (296.89/F31.9):

Esta afección consiste en síntomas de manía, hipomanía o depresión mayor causados por el consumo, la abstinencia o la exposición a los efectos de alguna sustancia o medicamento, como la cocaína, las anfetaminas, los corticosteroides, los antidepresivos, los agentes inmunosupresores, el interferón-alfa, los antiinflamatorios no esteroideos, las hierbas medicinales, entre otros.

Por ejemplo, alguien que tras consumir cocaína presenta un episodio maníaco con euforia, hiperactividad, verborrea y comportamientos de alto riesgo. O alguien que deja de tomar antidepresivos bruscamente y desarrolla un episodio depresivo mayor. Los síntomas aparecen durante o poco después de la intoxicación o la abstinencia.

Se requieren pruebas en la historia clínica, la exploración física o las pruebas de laboratorio de que los cambios de humor están causados específicamente por la sustancia. Una vez resuelta la intoxicación o el síndrome de abstinencia, los síntomas tienden a remitir en semanas o meses. El tratamiento implica el manejo de los síntomas agudos y la interrupción de la sustancia.

Trastorno bipolar y trastorno depresivo mayor relacionado (296.89/F31.81):

Este trastorno consiste en episodios maníacos, hipomaníacos o depresivos graves que se determina que están causados por una afección médica o por los efectos de un medicamento, droga u otra sustancia.

Por ejemplo, un tumor cerebral, el lupus eritematoso sistémico, la epilepsia, la apoplejía, el VIH, la deficiencia de vitamina B12, entre otras enfermedades, pueden generar cambios bioquímicos que produzcan episodios maníacos o depresivos.

También el consumo o la abstinencia de sustancias como la cocaína, los corticosteroides, los antidepresivos, el interferón alfa, pueden precipitar estos episodios.

Se requieren pruebas en la historia clínica, el examen físico o las pruebas de laboratorio de que los síntomas psiquiátricos surgen específicamente de los efectos de la afección médica o la sustancia. Los síntomas aparecen durante la afección médica o la intoxicación/abstinencia.

El tratamiento implica el control de los síntomas agudos y el tratamiento de la causa subyacente. Los síntomas tienden a mejorar cuando se controla la enfermedad o se interrumpe el consumo de la sustancia relacionada.

Letra C

Trastorno catatónico debido a otro trastorno médico especificado (293.89/F06.1):

Esta afección consiste en la presencia de síntomas catatónicos que se determina que están causados directamente por los efectos fisiológicos de una afección médica.

Por ejemplo, procesos neurológicos como los tumores cerebrales, los derrames cerebrales, la epilepsia, la encefalitis y la enfermedad de Parkinson; procesos endocrinológicos como el hipotiroidismo o el hiperparatiroidismo; procesos metabólicos como los desequilibrios electrolíticos o la insuficiencia renal; o procesos autoinmunes como el lupus eritematoso sistémico pueden producir síntomas catatónicos.

Se manifiesta con inmovilidad motora, excitación extrema, negativismo, peculiaridades motoras, ecolalia o ecopraxia. Aparece durante el curso de la enfermedad médica o poco después. Se requieren pruebas basadas en la historia clínica, la exploración física o las pruebas de laboratorio de que los síntomas catatónicos se deben a los efectos directos de la enfermedad.

El tratamiento primario es el control médico de la afección subyacente. Los síntomas catatónicos tienden a mejorar cuando se controla o estabiliza la afección. También pueden utilizarse benzodiacepinas y una cuidadosa monitorización para prevenir complicaciones.

Trastorno ciclotímico (301.13/F34.0):

Este trastorno se caracteriza por fluctuaciones crónicas del estado de ánimo que incluyen periodos de síntomas hipomaníacos y periodos de depresión leve a moderada. Los episodios hipomaníacos presentan un estado de ánimo elevado, expansivo o irritable, autoestima inflada, menor necesidad de dormir, aumento de la energía, gran implicación en actividades orientadas a objetivos, verborrea y distracción.

Los episodios depresivos se manifiestan con un estado de ánimo triste o vacío, pérdida de interés por las actividades, fatiga, problemas de concentración, sentimientos de inutilidad o culpabilidad, alteraciones del sueño o del apetito.

Estas fluctuaciones han estado presentes la mayor parte del tiempo durante al menos 2 años sin periodos libres de síntomas superiores a 2 meses. Los episodios no cumplen los criterios de hipomanía o depresión mayor. Causan dificultades en el funcionamiento social, laboral o escolar.

El tratamiento incluye educación sobre la enfermedad, terapia cognitivo-conductual, regulación del ritmo social y, en algunos casos, medicación estabilizadora del estado de ánimo como anticonvulsivos o litio. Con una intervención adecuada muchos son capaces de estabilizar sus síntomas.

Trastorno conversivo (300.11/F44.4):

Este trastorno se caracteriza por síntomas que parecen tener un origen neurológico, pero que en realidad se determina que están causados por factores psicológicos o emocionales. Por ejemplo, parálisis de un brazo o una pierna, convulsiones, problemas para caminar, sordera, ceguera, amnesia.

Los síntomas suelen aparecer bruscamente tras acontecimientos estresantes o traumáticos. Las pruebas médicas son normales, ya que no existe ninguna enfermedad neurológica que explique los síntomas. Se cree que representan una forma de hacer frente a emociones o situaciones abrumadoras convirtiéndolas en problemas físicos.

El tratamiento se basa en la terapia cognitivo-conductual para ayudar a identificar y gestionar las emociones difíciles subyacentes. También terapia de rehabilitación para restablecer el funcionamiento físico. Los síntomas suelen mejorar a medida que la persona desarrolla estrategias de afrontamiento más eficaces para lidiar con el estrés.

Trastorno de celotipia (301.4/F60.0):

Este trastorno se caracteriza por celos patológicos que surgen en el contexto de una relación romántica. La persona interpreta erróneamente las interacciones normales de su pareja con otras personas como signos de infidelidad, a pesar de no tener pruebas.

Por ejemplo, suponen que si su pareja habla o pasa tiempo con amigos del sexo opuesto es señal de atracción sexual o de engaño. Este pensamiento es irracional y no cede ante explicaciones lógicas.

La persona realiza acciones intrusivas para controlar los movimientos y las comunicaciones de la pareja debido a unos celos intensos. Esto genera un deterioro significativo de la relación y malestar emocional.

El tratamiento consiste en psicoterapia individual o de pareja para identificar las creencias disfuncionales subyacentes, mejorar la comunicación y la confianza en la relación y aprender a gestionar los celos de un modo más sano. Los síntomas suelen mejorar con las intervenciones adecuadas.

Trastorno del desarrollo de la coordinación (315.4/F82):

Este trastorno, antes conocido como dispraxia, consiste en una dificultad significativa para coordinar los movimientos motores, que interfiere en las actividades de la vida diaria o en las actividades académicas.

Los síntomas están presentes desde una edad temprana y pueden incluir torpeza, lentitud y menor precisión al caminar, correr, practicar deportes, escribir, utilizar tijeras y otros utensilios. Hay dificultad para aprender nuevas habilidades motoras y recordar secuencias de movimientos.

Las personas afectadas tienden a tropezar o chocar con objetos con frecuencia. Les resulta difícil utilizar los cubiertos, abrocharse los botones, atarse los cordones de los zapatos. La escritura puede ser lenta, torpe y difícil de leer. Tienen un bajo rendimiento en educación física y deportes.

El trastorno interfiere significativamente con las actividades de la vida diaria y el rendimiento académico. No se explica por una discapacidad intelectual u otra afección médica. El tratamiento consiste en terapia ocupacional, adaptaciones escolares y apoyo emocional.

Trastorno del comportamiento del sueño REM (327.42/G47.52):

Este trastorno consiste en representar sueños de la fase REM del sueño, debido a una falta de parálisis muscular normal durante ese periodo. Las personas adoptan movimientos físicos elaborados mientras sueñan, que pueden incluir gritos, gesticulaciones, patadas, carreras, golpes, caídas de la cama. No recuerdan estos acontecimientos al despertar.

Suelen producirse durante la segunda mitad de la noche, cuando el sueño REM es más intenso. Pueden causar lesiones importantes a uno mismo o al compañero de cama. El sueño se vuelve muy fragmentado por los episodios, lo que provoca una somnolencia diurna excesiva.

Se desconoce la causa, pero se cree que implica anomalías en los mecanismos cerebrales que inducen la parálisis muscular durante el sueño REM. Los factores de riesgo son la privación de sueño, el estrés y los medicamentos estimulantes. El tratamiento incluye medidas de higiene del sueño, medicamentos y a veces psicoterapia.

Trastorno por comportamiento suicida (307.8/F28):

El trastorno por comportamiento suicida se refiere a intentos de suicidio dentro de los últimos 24 meses. Representa una categoría novedosa en el DSM-5-TR que reconoce el intento suicida como un problema de salud mental en sí mismo, independiente de otros diagnósticos psiquiátricos, y destaca la importancia de una evaluación cuidadosa del riesgo actual.

Los criterios diagnósticos requieren al menos un intento de suicidio en los 2 años previos, definido como un comportamiento autolesivo realizado con al menos alguna intención de morir. Este acto debe ser suficientemente grave como para causar lesión que requiera atención médica o hubiera resultado en la muerte de no mediar intervención.

El intento no debe ocurrir exclusivamente durante un síndrome confusional o estado alterado de conciencia. Los pensamientos suicidas sin intentos, autolesiones sin intencionalidad suicida o actos preparatorios sin tentativa real, no cumplen criterios para este diagnóstico.

El tratamiento se enfoca en garantizar la seguridad inmediata, abordar los factores psicosociales contribuyentes, estabilizar las enfermedades psiquiátricas comórbidas y desarrollar un plan integral de prevención de futuros intentos. Requiere un enfoque multidisciplinario que incluye farmacoterapia, psicoterapia y apoyo social.

Trastornos por consumo de cafeína:

1. **Intoxicación por cafeína (305.90/F15.929):** La intoxicación por cafeína se caracteriza por el consumo reciente de cafeína (usualmente más de 250mg) seguido por al menos 5 signos/síntomas como inquietud, nerviosismo, excitación, insomnio, rubefacción facial, diuresis, alteraciones gastrointestinales, espasmos musculares, logorrea, taquicardia o arritmia cardíaca, períodos de infatigabilidad y agitación psicomotora. Estos síntomas provocan malestar clínicamente significativo o deterioro en áreas importantes del funcionamiento, y no se explican mejor por otra condición médica o mental.

2. **Trastorno de ansiedad inducido por cafeína** (292.89/F15.980):
Este trastorno implica ansiedad clínicamente significativa (ataques de pánico, ansiedad generalizada, fobia social, etc.) donde hay evidencia de consumo excesivo reciente de cafeína como causante. Los

síntomas de ansiedad se desarrollan durante o poco después del consumo de cafeína y provocan malestar o deterioro significativo en áreas importantes del funcionamiento. La ansiedad no se explica mejor por un trastorno de ansiedad no inducido por sustancias, y no ocurre exclusivamente durante un delirium.

3. **Trastorno del sueño inducido por cafeína (292.85/F15.982):**
Se caracteriza por alteraciones graves del sueño (insomnio, somnolencia diurna excesiva, etc.) que causan malestar clínicamente significativo o deterioro en ámbitos importantes, y hay evidencia de consumo reciente y excesivo de cafeína como factor causante. Las alteraciones del sueño surgen durante o poco después del consumo de cafeína, y no se explican mejor por otros trastornos del sueño ni ocurren exclusivamente durante un delirium.

El tratamiento para todos los trastornos por consumo de cafeína implica la reducción o cese del consumo, junto con intervenciones específicas para los síntomas de ansiedad o sueño.

Letra D

Delirio debido a otra afección médica (293.0/F03):

El delirio es un trastorno mental agudo de confusión que se determina que está causado directamente por los efectos fisiológicos de una afección médica subyacente. Puede deberse a enfermedades como infecciones, deficiencias vitamínicas, traumatismos craneoencefálicos, demencia, cáncer, insuficiencia renal o hepática, entre otras.

Los síntomas aparecen en cuestión de horas o días e implican alteración del nivel de conciencia, desorientación, problemas de memoria y atención, pensamiento desorganizado, alucinaciones, agitación. Representa un cambio repentino respecto al funcionamiento previo.

El diagnóstico requiere pruebas de la historia clínica, la exploración física o las pruebas de laboratorio que demuestren que el delirio se debe a los efectos directos de la enfermedad médica. El tratamiento se centra en controlar la enfermedad subyacente. Los síntomas del delirio tienden a mejorar cuando la enfermedad se resuelve o estabiliza.

Delirio inducido por fármacos (292.81/F05):

Esta afección se refiere a un estado confusional agudo causado por los efectos fisiológicos directos de un medicamento, droga o toxina. Las sustancias que pueden precipitarlo son los analgésicos opiáceos, los anticolinérgicos, los antihistamínicos, las benzodiacepinas, los corticosteroides, los antidepresivos, los quimioterápicos, entre otros.

Síntomas como alteración del nivel de conciencia, desorientación, problemas de memoria y atención, pensamiento desorganizado, alucinaciones y agitación aparecen durante la intoxicación o poco después del consumo de la droga.

El diagnóstico se basa en los antecedentes de exposición a la sustancia y la evidencia en la exploración física o las pruebas de laboratorio de que el delirio se debe específicamente a sus efectos. Los síntomas suelen resolverse en días o semanas tras la interrupción de la medicación causante. El manejo incluye medidas de apoyo y tratamiento sintomático.

Delirio no especificado (293.0/F05):

Este diagnóstico se utiliza cuando una persona presenta síntomas característicos del delirio, pero no hay información suficiente para determinar la causa específica o no cumple todos los criterios para un diagnóstico etiológico más específico.

Los principales síntomas del delirio implican un cambio agudo del estado mental que incluye problemas con el nivel de conciencia, la orientación, la memoria, el pensamiento y la percepción. El inicio es relativamente rápido, en cuestión de horas o días.

Puede deberse a diversas causas, como enfermedades médicas, abstinencia de sustancias o efectos secundarios de la medicación, pero no hay pruebas suficientes para precisar el origen. El enfoque terapéutico consiste en controlar los síntomas, aplicar medidas de apoyo y tratar cualquier factor subyacente sospechoso. Los síntomas suelen resolverse en unas semanas con el tratamiento adecuado.

Delirio por abstinencia de sustancias (292.81/F11.231):

Esta afección consiste en un estado mental confusional que se desarrolla durante la abstinencia de sustancias como el alcohol, las benzodiacepinas, los opiáceos, los sedantes o los hipnóticos, a los que la persona era fisiológicamente dependiente.

Se produce debido a los efectos de la supresión brusca de la sustancia de la que se era dependiente. Los síntomas incluyen desorientación, inquietud, ansiedad, alucinaciones, pensamiento desorganizado, entre otros, que aparecen horas o días después del cese del consumo.

El diagnóstico requiere un historial de consumo prolongado de la sustancia, seguido de la aparición de delirio durante la abstinencia. El tratamiento implica un manejo sintomático, hidratación, corrección de los desequilibrios electrolíticos y una estrecha vigilancia. Los síntomas suelen resolverse en cuestión de días o semanas con una desintoxicación adecuada.

Delirio debido a intoxicación por sustancias (292.81/F10.231):

Esta afección se refiere a un estado mental confusional que se produce durante una intoxicación aguda con sustancias psicoactivas como cocaína, alucinógenos, inhalantes, cannabis, sedantes, hipnóticos o más de una droga en combinación.

Está causada directamente por los efectos fisiológicos de estas sustancias en el cerebro. Síntomas como desorientación, problemas de memoria y atención, pensamiento desorganizado, agitación e incluso alucinaciones, aparecen durante la intoxicación o poco después.

El diagnóstico requiere una historia de consumo reciente de sustancias y pruebas en el examen físico o pruebas toxicológicas para confirmar la intoxicación. El manejo consiste en vigilancia, medidas de apoyo y tratamiento sintomático. Los síntomas suelen desaparecer en horas o días a medida que se metaboliza la sustancia.

Discapacidad intelectual (317/F70-F79):

La discapacidad intelectual consiste en limitaciones significativas tanto en el funcionamiento intelectual como en el comportamiento adaptativo que se originan antes de los 18 años.

Los individuos tienen un CI inferior a 70-75, lo que implica dificultades en áreas como el razonamiento, la resolución de problemas, el pensamiento abstracto, el juicio, el aprendizaje académico y el aprendizaje de nuevas habilidades.

También muestran déficits en las habilidades prácticas de adaptación para la vida diaria como la comunicación, el cuidado personal, las relaciones sociales, la independencia en casa y en la comunidad. Todo ello se traduce en un deterioro considerable del rendimiento escolar o laboral.

El tratamiento implica una intervención precoz, terapias de estimulación cognitiva y adaptativa, apoyo conductual, formación laboral. El objetivo es mejorar el funcionamiento y la independencia en la medida de lo posible. El pronóstico depende del nivel de apoyo familiar y de los recursos disponibles.

Trastorno de despersonalización/realización (300.6/F48.1):

Este trastorno se caracteriza por episodios recurrentes de sentirse desconectado o extraño con respecto a sus pensamientos, sentimientos, sensaciones corporales, movimientos y/o entorno.

La despersonalización implica sentirse irreal, distante o como un observador externo de los propios procesos mentales o del propio cuerpo. La desrealización consiste en percibir el mundo circundante como irreal, onírico o distorsionado.

Estos episodios causan angustia clínicamente significativa y problemas en el funcionamiento. No se explican mejor por otro trastorno mental o por los efectos fisiológicos de una sustancia. Pueden durar segundos, horas o persistir más tiempo.

El tratamiento incluye medicación antidepresiva o ansiolítica en los casos graves, pero la mayoría mejora con psicoterapia para gestionar las emociones abrumadoras, atención plena y cambios en el estilo de vida.

Trastorno de despersonalización/realización especificado (300.6/F48.1):

Este trastorno se caracteriza por episodios recurrentes de sentirse desconectado o extraño con respecto a sus pensamientos, sentimientos, sensaciones corporales, movimientos y/o entorno.

La despersonalización implica sentirse irreal, distante o como un observador externo de los propios procesos mentales o del propio cuerpo. La desrealización consiste en percibir el mundo circundante como irreal, onírico o distorsionado.

Estos episodios causan angustia clínicamente significativa y problemas en el funcionamiento. No se explican mejor por otro trastorno mental o por los efectos fisiológicos de una sustancia. Pueden durar segundos, horas o persistir más tiempo.

El tratamiento incluye medicación antidepresiva o ansiolítica en los casos graves, pero la mayoría mejora con psicoterapia para gestionar las emociones abrumadoras, atención plena y cambios en el estilo de vida.

Trastorno perturbador de la desregulación del estado de ánimo (300.7/F34.8):

Este trastorno, también conocido como disforia infantil, se caracteriza por arrebatos emocionales graves y recurrentes que van más allá de las rabietas normales en los niños pequeños.

Los arrebatos implican un comportamiento incontrolado (agresividad, autolesiones), un estado de ánimo negativo intenso (ira, tristeza) y síntomas como hiperactividad, irritabilidad, pensamiento y habla acelerados. Suelen ocurrir 3 o más veces por semana durante al menos un año.

El trastorno interfiere significativamente en el funcionamiento en casa, en la escuela y con los amigos. Comienza antes de los 10 años pero persiste en la adolescencia. Se cree que se debe a dificultades en la regulación emocional y a impulsos cerebrales inmaduros.

El tratamiento implica formación de los padres, intervención escolar, psicoterapia individual y, ocasionalmente, medicación. Con el tratamiento multimodal, la mayoría mejora su capacidad de regulación emocional y de gestión de los impulsos.

Trastorno perturbador de la desregulación del estado de ánimo especificado (300.7/F34.8):

Este diagnóstico se utiliza cuando una persona presenta síntomas característicos de desregulación emocional grave, pero no cumple todos los criterios del trastorno completo o no hay información suficiente para hacer un diagnóstico más específico.

Los síntomas principales implican arrebatos emocionales graves y frecuentes, descontrol conductual, estado de ánimo negativo intenso e hiperactivación, que perturban significativamente el funcionamiento. Sin embargo, es posible que no se cumpla la frecuencia o la duración requeridas de los síntomas.

Se aplica cuando sólo se cumplen algunos criterios diagnósticos o faltan detalles para un diagnóstico más preciso. El enfoque del tratamiento es similar al del trastorno en su forma completa, haciendo hincapié en la regulación emocional y conductual.

Trastorno de dismorfia muscular (300.7/F45.2):

Este trastorno consiste en una preocupación excesiva por el tamaño o la definición muscular percibidos como inadecuados. Aunque la constitución física es normal, la persona se siente pequeña, débil o con poca masa muscular, lo que le provoca un intenso malestar.

Tiene comportamientos excesivos destinados a

aumentar la masa o el tamaño muscular, como pasar horas en el gimnasio, dietas estrictas a base de proteínas, uso excesivo de suplementos o esteroides anabolizantes. Estos comportamientos interfieren en áreas importantes de la vida.

La percepción distorsionada de la imagen corporal persiste incluso cuando otras personas le aseguran que su aspecto es normal. El trastorno se da predominantemente en hombres. El tratamiento incluye medicación antidepresiva y terapia cognitivo-conductual para modificar las creencias disfuncionales sobre la imagen corporal.

Trastorno delirante (297.1/F22):

Este trastorno se caracteriza por la presencia de delirios, es decir, creencias fijas no acordes con la realidad que persisten a pesar de las pruebas en contrario. Los temas más comunes son los delirios de persecución, celos, grandeza o que alguna enfermedad grave.

La persona puede creer firmemente, por ejemplo, que su pareja le es infiel, que alguna organización conspira para perjudicarle o que padece una enfermedad aunque los médicos no encuentren nada anormal. Los delirios suelen ser elaborados, sistematizados y expresados con convicción.

Aparte de las creencias delirantes, el pensamiento y el comportamiento son normales. El funcionamiento no está tan deteriorado como en la esquizofrenia. El tratamiento incluye antipsicóticos y psicoterapia para evaluar las creencias irracionales.

Trastorno delirante inducido por sustancias (293.81/F06.2):

Esta condición consiste en la presencia de delirio que se considera consecuencia directa del consumo o exposición a los efectos de alguna sustancia psicoactiva como cocaína, cannabis, alucinógenos, inhalantes, fenciclidina, anfetaminas, entre otras.

Por ejemplo, alguien que tras el consumo de cocaína presenta delirios de persecución, referencia o grandiosidad. Los delirios aparecen durante la intoxicación o la abstinencia de la sustancia y no se explican mejor por un trastorno mental independiente.

El delirio suele resolverse en semanas una vez que cesan los efectos bioquímicos de la sustancia. El tratamiento consiste en controlar los síntomas agudos y evitar el fármaco precipitante.

Trastorno delirante, tipo celiotípico (297.1/F22):

Este subtipo de trastorno delirante se caracteriza por la presencia de delirios de infidelidad. La persona tiene la creencia falsa e inflexible de que su pareja le es sexualmente infiel, a pesar de que no existen pruebas reales de ello.

Por ejemplo, supone que su pareja coquetea, tiene aventuras o planea dejarla por otra persona basándose en percepciones erróneas de comportamientos inocuos. Esta idea delirante persiste incluso cuando se la confronta con hechos contrarios.

El individuo puede volverse acusador u hostil hacia la pareja, e incluso agresivo en casos extremos. El tema celotípico domina el contenido delirante. El tratamiento consiste en antipsicóticos y terapia cognitivo-conductual para examinar las creencias irracionales.

Trastorno delirante de tipo grandiosidad (297.1/F22):

Este subtipo se caracteriza por la presencia de delirios de grandeza, es decir, falsas creencias de poseer algún gran talento, perspicacia especial, identidad prestigiosa o relación privilegiada con una divinidad o personaje famoso.

Por ejemplo, la persona puede creer erróneamente que es un gran artista, inventor o humanitario a pesar de las pruebas que demuestran lo contrario, o que tiene una misión divina o una relación romántica con una celebridad.

El contenido delirante se centra en ideas de grandiosidad, que se mantienen firmemente e influyen en el comportamiento. El tratamiento consiste en medicación antipsicótica y terapia para evaluar las creencias distorsionadas.

Trastorno delirante erotomaníaco (297.1/F22):

Este subtipo se distingue por la presencia de delirios erotomaníacos, es decir, la falsa creencia de que otra persona, idealmente de estatus superior, está enamorada del individuo.

Por ejemplo, alguien puede creer ilusoriamente que una celebridad, una persona adinerada o una figura de autoridad está secretamente enamorada de él/ella, basándose en interpretaciones erróneas de gestos, palabras o acontecimientos triviales.

El contenido delirante gira en torno a esta creencia irreal de ser amado por alguien habitualmente inaccesible. El tratamiento consiste en medicación antipsicótica y terapia cognitiva para examinar las distorsiones.

Trastorno delirante persecutorio (297.1/F22):

En este subtipo los delirios giran en torno a ideas de persecución. La persona tiene la falsa creencia de que está siendo maliciosamente perjudicada, acosada, engañada, espiada, atacada o conspirada.

Por ejemplo, pueden creer que el gobierno les vigila, que su pareja planea matarles o que unos desconocidos quieren robarles sus posesiones o hacerles daño. Atribuyen experiencias neutras a la persecución imaginada.

El contenido delirante se centra en temas persecutorios, que se mantienen con firmeza. Pueden volverse suspicaces y aislarse. El tratamiento incluye antipsicóticos y terapia cognitiva para evaluar las creencias distorsionadas subyacentes.

Trastorno depresivo debido a otra afección médica (293.83/F06.31):

Este cuadro se compone de síntomas depresivos significativos como estado de ánimo triste, anhedonia, trastornos del apetito y del sueño, sentimientos de inutilidad, fatiga, problemas de concentración y pensamientos suicidas, que están directamente causados por los efectos fisiológicos de otra enfermedad médica.

Puede deberse a afecciones como el hipotiroidismo, la enfermedad de Parkinson, derrames cerebrales, tumores cerebrales, lupus, deficiencia de vitaminas, hepatitis, entre otras, que generan cambios neuroquímicos asociados a la depresión.

Se requieren pruebas médicas de que los síntomas depresivos están causados por la enfermedad subyacente y no tienen otra explicación. El tratamiento se centra primero en tratar la enfermedad subyacente; la depresión mejora con el control de la afección médica responsable. También pueden utilizarse antidepresivos si es necesario.

Trastorno depresivo mayor (296.xx/F33.x):

El trastorno depresivo mayor se caracteriza por episodios de al menos 2 semanas de estado de ánimo triste, vacío o irritable, acompañados de diversos síntomas físicos, cognitivos y conductuales.

Entre los síntomas más comunes se encuentran: marcada pérdida de interés por actividades que antes disfrutaba, alteraciones significativas del apetito y el peso, insomnio o hipersomnia, agitación o enlentecimiento psicomotor, fatiga y pérdida de energía, sentimientos excesivos de inutilidad o culpabilidad, dificultad para pensar, concentrarse o tomar decisiones, y pensamientos recurrentes de muerte o suicidio.

Estos síntomas representan un cambio respecto al funcionamiento anterior y causan deterioro en el ámbito social, laboral u otras áreas importantes. Los episodios depresivos mayores suelen ser recurrentes a lo largo de la vida. El tratamiento incluye medicación antidepresiva, psicoterapia y seguimiento de los síntomas. Con una intervención adecuada, muchos se recuperan y controlan futuros episodios.

Trastorno depresivo persistente (distimia) (300.4/F34.1):

Este trastorno se caracteriza por un estado de ánimo crónicamente deprimido que dura al menos dos años en adultos o un año en niños/adolescentes. Los síntomas son menos graves que en un episodio depresivo mayor.

Incluyen un estado de ánimo triste o irritable la mayor parte del tiempo, sentimientos de desesperanza, baja autoestima, anhedonia, insomnio o hipersomnia, fatiga, problemas de concentración y pensamientos negativos recurrentes.

El funcionamiento no está tan deteriorado pero el estado de ánimo depresivo está presente la mayoría de los días y genera dificultades interpersonales, laborales o académicas.

El tratamiento consiste en psicoterapia conductual o cognitiva y puede requerir antidepresivos de acción prolongada. La distimia tiende a hacerse crónica si no se trata, pero con una intervención adecuada la mayoría experimenta una mejora sustancial de los síntomas.

Trastorno destructivo del control de los impulsos (312.32/F63.2):

Este trastorno se caracteriza por una dificultad recurrente para resistirse a los impulsos destructivos que tienen consecuencias sociales, económicas o legales negativas.

Los comportamientos pueden incluir prender fuego intencionadamente, lanzar objetos al azar, romper la propiedad, la crueldad con los animales, el robo innecesario, la agresión física impulsiva, entre otros comportamientos que violan los derechos de los demás o transgreden las normas sociales.

La persona siente tensión o excitación emocional antes del comportamiento y placer, gratificación o alivio al realizarlo. Los comportamientos no se explican por otro trastorno mental como la manía, los delirios o el deterioro cognitivo. El tratamiento consiste en medicación y terapia conductual para modificar los impulsos destructivos.

Trastorno disfórico premenstrual (625.4/N94.3):

Este trastorno consiste en síntomas emocionales y de comportamiento que aparecen repetidamente durante la fase lútea tardía del ciclo menstrual (una semana antes de la menstruación) y desaparecen unos días después de que comience el sangrado.

Los síntomas más comunes son una marcada irritabilidad, ansiedad, tristeza, llanto fácil, cambios de humor, menor interés por las actividades, dificultad para concentrarse, fatiga, cambios en el apetito e insomnio. También puede haber pensamientos negativos sobre uno mismo.

Los síntomas son lo suficientemente intensos como para mermar significativamente su capacidad para funcionar en el trabajo, la escuela u otras áreas importantes. El tratamiento incluye anticonceptivos orales, antidepresivos ISRS y cambios en el estilo de vida.

Trastorno dismórfico corporal (300.7/F45.22):

El trastorno dismórfico corporal consiste en una preocupación excesiva por los defectos percibidos en la apariencia física, que no son observables o parecen leves a los demás. La persona se centra exageradamente en imperfecciones menores o imaginarias de su aspecto, como la nariz, la piel, el pelo, el tamaño de ciertas partes del cuerpo.

Está obsesionada con estos "defectos" y cree que son extremadamente feos o deformes, incluso cuando otras personas le aseguran que su aspecto es normal. Realiza conductas repetitivas como mirarse compulsivamente al espejo, intentar ocultar o "arreglar" las zonas ofensivas, comparar obsesivamente su imagen.

La preocupación por la fealdad percibida provoca una angustia intensa y un deterioro significativo en el funcionamiento social y en otras áreas. El tratamiento incluye medicación antidepresiva y terapia cognitivo-conductual.

Trastorno por déficit de atención con hiperactividad (314.01/F90.2):

El TDAH es un trastorno del neurodesarrollo caracterizado por problemas persistentes de falta de atención, hiperactividad e impulsividad que interfieren en el funcionamiento.

Los síntomas de falta de atención implican dificultad para mantener la atención en las tareas, fácil distracción, falta de organización y propensión a perder u olvidar cosas. La hiperactividad se manifiesta en una inquietud excesiva, incapacidad para estarse quieto, excesiva locuacidad o actividad sin sentido. La impulsividad implica dificultad para esperar turnos, interrumpir a los demás o hacer cosas sin pensar en las consecuencias.

Los síntomas deben presentarse antes de los 12 años, en al menos dos contextos diferentes (hogar, escuela) y causar un deterioro del funcionamiento social, académico u ocupacional. Es más frecuente en niños que en niñas. El tratamiento incluye medicación estimulante, intervenciones conductuales, ajustes escolares y educación de los padres.

Letra E

Enuresis (307.6/F98.0):

La enuresis o incontinencia urinaria nocturna es la expulsión involuntaria de orina durante el sueño en niños mayores de 5 años, cuando cabría esperar un control de esfínteres. Puede implicar varios episodios por noche.

Se cree que está causada por factores como una producción excesiva de orina durante el sueño, la incapacidad para despertarse de la distensión de la vejiga o una mayor profundidad del sueño que dificulta que los estímulos de la vejiga despierten al niño.

Provoca vergüenza, problemas de autoestima y evitación de actividades sociales por miedo a los episodios. El tratamiento incluye la restricción nocturna de agua, alarmas de cama seca y, en algunos casos, imipramina. Muchos niños superan el problema con la pubertad.

Esquizofrenia (295.90/F20.9):

La esquizofrenia es un trastorno mental grave caracterizado por distorsiones del pensamiento y la percepción, y una serie de síntomas cognitivos, conductuales y emocionales. Los síntomas típicos son:

- Delirios (falsas creencias fijas no acordes con la realidad).
- Alucinaciones (oír, ver o sentir cosas irreales).
- Discurso y pensamiento desorganizados.
- Comportamiento gravemente desorganizado o catatónico.
- Síntomas negativos como apatía, aislamiento social, habla deficiente.

Deben persistir durante al menos 6 meses e implicar un deterioro del funcionamiento en áreas como el trabajo, las relaciones y el cuidado personal. Suele comenzar en la juventud. Se cree que está causada por factores genéticos y neurológicos.

El tratamiento consiste en medicación antipsicótica y psicosocial. La esquizofrenia tiende a ser episódica con periodos de recaída o exacerbación de los síntomas positivos y negativos. El pronóstico es muy variable, muchos requieren supervisión continua.

Trastorno por estrés agudo (308.3/F43.0):

El trastorno por estrés agudo surge tras la exposición a un acontecimiento traumático estresante, como una amenaza de muerte, lesiones graves, violencia sexual, catástrofes naturales u otras situaciones en las que la persona experimenta horror, impotencia o miedo intenso.

Los principales síntomas incluyen: recuerdos angustiosos recurrentes del suceso, flashbacks vívidos en los que se revive la experiencia, pesadillas, malestar psicológico intenso cuando se expone a recordatorios del trauma, evitación de estímulos asociados al suceso, estado de ánimo negativo, irritabilidad, insomnio, dificultad para concentrarse.

Estos síntomas comienzan en el primer mes tras el acontecimiento traumático, duran un mínimo de 2 días y un máximo de 4 semanas, y provocan un deterioro significativo del funcionamiento. El tratamiento consiste en psicoterapia, concretamente técnicas de exposición prolongada y reprocesamiento, y en algunos casos medicación antidepresiva o ansiolítica.

Trastorno por estrés postraumático (309.81/F43.10):

El trastorno de estrés postraumático (TEPT) surge tras experimentar o presenciar un acontecimiento traumático en el que hubo amenaza de muerte, lesiones graves o violencia sexual, y la persona respondió con miedo extremo, impotencia u horror.

Los principales síntomas son: 1) Reexperimentación persistente del trauma en forma de recuerdos o sueños angustiosos del suceso, flashbacks vívidos, malestar psicológico intenso cuando se expone a estímulos relacionados con el trauma; 2) Evitación de pensamientos, sentimientos, personas o situaciones relacionados con el suceso traumático; 3) Cambios negativos en las cogniciones y el estado de ánimo desde que se produjo el trauma, como amnesia de aspectos importantes, creencias negativas sobre uno mismo o el mundo, estado de ánimo persistentemente negativo, desinterés por actividades significativas, sentimientos de desapego hacia los demás; 4) Hiperactivación fisiológica y aumento de la reactividad, como problemas de sueño, irritabilidad, dificultad para concentrarse, respuestas de sobresalto exageradas, comportamiento autodestructivo.

Estos síntomas persisten durante más de un mes, causan un malestar clínico significativo y deterioro social, laboral o de otras áreas importantes de la vida. El tratamiento incluye psicoterapia prolongada de exposición y reprocesamiento, y fármacos como antidepresivos, estabilizadores del estado de ánimo o antipsicóticos atípicos.

Trastorno de evitación/restricción alimentaria (307.59/F50.8):

El trastorno por evitación/restricción de alimentos es una afección caracterizada principalmente por una falta persistente de apetito o de interés por comer, que lleva a la persona a restringir severamente su ingesta de alimentos y a presentar una pérdida de peso significativa en relación con los parámetros esperados según su edad, sexo, estado de desarrollo y salud física.

A diferencia de la anorexia nerviosa, en este trastorno no existe una preocupación excesiva por el peso o la forma corporal, sino que se produce una evitación de la comida basada en las características sensoriales de los alimentos (sabor, textura, aroma), en la percepción de las consecuencias negativas de comer (por ejemplo, náuseas, dolor abdominal) o simplemente en una falta de apetito o de interés por la comida sin otra causa aparente.

Puede confundirse con la anorexia, pero es importante

señalar que no comparten la misma psicopatología, ya que en este trastorno no hay distorsión de la imagen corporal ni miedo a engordar como motivaciones principales. Es necesario descartar causas médicas subyacentes. El tratamiento se centra en minimizar las restricciones dietéticas, abordar las causas psicológicas y fisiológicas y restablecer una nutrición y un peso adecuados.

Trastorno de excoriación (698.4/L98.1):

El trastorno por excoriación es una afección caracterizada por el acto recurrente y repetitivo de rascarse, frotarse o hurgarse la piel, lo que provoca lesiones cutáneas. La persona realiza este comportamiento en respuesta a pensamientos intrusivos, sentimientos de ansiedad o tensión interna, o simplemente de forma automática, y experimenta alivio, satisfacción o placer al hacerlo, aunque sólo sea temporalmente.

Rascarse, frotarse o rascarse no se explica mejor por la presencia de alguna enfermedad dermatológica, sino que está relacionado con algún factor psicológico subyacente. Este patrón de comportamiento compulsivo e incontrolable causa un deterioro clínicamente significativo en la vida de la persona.

Las zonas del cuerpo más comúnmente afectadas son la cara, el cuero cabelludo, los brazos y las manos. Las lesiones pueden ir desde pequeñas costras o abrasiones hasta llagas profundas o cicatrices permanentes. Se calcula que el trastorno tiene una prevalencia del 1% al

5% en la población general. El tratamiento suele consistir en terapia cognitivo-conductual y farmacológica.

Trastorno del espectro autista (299.00/F84.0):

 El trastorno del espectro autista (TEA) es un trastorno del neurodesarrollo caracterizado por déficits persistentes en la comunicación y la interacción social, así como patrones restrictivos y repetitivos de comportamiento, intereses o actividades. Los síntomas están presentes desde una edad temprana y limitan o perjudican el funcionamiento diario.

Los individuos con TEA presentan diversos grados de dificultad en la reciprocidad socioemocional, en las conductas comunicativas no verbales y en el desarrollo, mantenimiento y comprensión de las relaciones. También suelen mostrar patrones de comportamiento, intereses o actividades restringidos y repetitivos. Algunos presentan discapacidad intelectual y otros tienen capacidades cognitivas medias o superiores a la media.

El TEA se considera un trastorno del neurodesarrollo porque los síntomas se manifiestan en los primeros años de vida, aunque pueden no diagnosticarse hasta más tarde. Se cree que tiene bases neurológicas y genéticas. No tiene cura, pero existen intervenciones para mejorar la calidad de vida. La prevalencia se sitúa en torno al 1% de la población.

Trastorno específico del aprendizaje (315.00/F81.0):

El trastorno específico del aprendizaje hace referencia a dificultades significativas en la adquisición y el uso de habilidades académicas (lectura, escritura y matemáticas) que no se explican por una discapacidad intelectual, una deficiencia visual/auditiva, otros trastornos mentales o la falta de oportunidades educativas.

Se caracteriza por:

- Dificultades en la lectura de palabras (dislexia), comprensión lectora, expresión escrita (disortografía, disgrafía) y/o matemáticas (discalculia).
- Las habilidades académicas afectadas están muy por debajo de lo esperado para la edad y el nivel educativo.
- Las dificultades de aprendizaje causan una interferencia significativa en las actividades académicas/laborales.
- Comienza durante los años escolares pero puede no manifestarse plenamente hasta que las demandas superan las capacidades.
- No se explica por discapacidades sensoriales, motoras o mentales.

Trastorno esquizoafectivo especificado (295.70/F25.x):

El trastorno esquizoafectivo específico es un diagnóstico provisional que se utiliza cuando un individuo presenta una combinación de síntomas característicos tanto de la esquizofrenia como de un trastorno del estado de ánimo (ya sea depresión mayor o trastorno bipolar), pero estos síntomas no se manifiestan con la suficiente duración o gravedad como para cumplir todos los criterios diagnósticos de un trastorno esquizoafectivo más específico y definitivo.

Por ejemplo, la persona puede experimentar delirios, alucinaciones, pensamiento desorganizado u otros síntomas psicóticos característicos de la esquizofrenia, al tiempo que presenta episodios depresivos graves, maníacos o mixtos; sin embargo, esta concurrencia de síntomas afectivos y psicóticos sólo se produce durante un periodo de tiempo relativamente corto, o los síntomas individuales no alcanzan la intensidad suficiente para diagnosticar adecuadamente un trastorno esquizoafectivo.

En cualquier caso, esta conjunción de síntomas produce un malestar clínicamente significativo o un deterioro social, laboral o de otras áreas importantes del funcionamiento del individuo. Además, el cuadro clínico no puede explicarse mejor por la presencia de un abuso de sustancias psicoactivas, la medicación que recibe el paciente u otros posibles trastornos mentales.

El diagnóstico se especifica según el tipo de síntomas afectivos predominantes: tipo depresivo, tipo maníaco, tipo mixto. También se especifica la gravedad actual de los síntomas. El tratamiento suele consistir en medicación antipsicótica, estabilizadores del estado de ánimo, antidepresivos, psicoeducación y apoyo psicosocial.

Trastorno esquizoafectivo de tipo depresivo (295.70/F25.1):

El trastorno esquizoafectivo de tipo depresivo es una afección grave en la que se dan al mismo tiempo síntomas de esquizofrenia y de depresión mayor. Se observa una combinación de ideas delirantes, alucinaciones, lenguaje desorganizado u otros síntomas psicóticos positivos junto con un episodio depresivo importante que incluye estado de ánimo deprimido, pérdida de interés, cambios en el apetito, el sueño, la energía y la concentración, sentimientos de culpa o ideación suicida. Estos síntomas psicóticos y depresivos se dan juntos durante gran parte de la enfermedad, causando un deterioro del funcionamiento, y no se explican mejor por otros trastornos mentales o efectos de sustancias. Puede haber periodos en los que sólo predominen los síntomas psicóticos o depresivos. El tratamiento incluye antipsicóticos, antidepresivos, estabilizadores del estado de ánimo, psicoterapia y rehabilitación psicosocial. El curso es variable, con posibles recaídas y discapacidad en algunos casos.

Trastorno esquizofreniforme (295.40/F20.81):

El trastorno esquizofreniforme es un trastorno psicótico caracterizado por la presencia de síntomas típicos de la esquizofrenia como delirios, alucinaciones, pensamiento desorganizado, comportamiento extremadamente anormal o síntomas negativos, con una duración total del trastorno, incluidos el pródromo, la fase activa y la residual, de al menos 1 mes pero inferior a 6 meses.

No deben existir antecedentes previos de esquizofrenia o trastorno esquizoafectivo en el individuo. El cuadro clínico no se explica mejor por la presencia de un trastorno del estado de ánimo con síntomas psicóticos, ni por los efectos fisiológicos de alguna sustancia o afección médica. Provoca un marcado deterioro del funcionamiento en una o más funciones principales. Se diferencia de la esquizofrenia esencialmente por su menor duración, aunque alrededor de la mitad de los casos pueden evolucionar posteriormente a esquizofrenia. Requiere un manejo con antipsicóticos y psicoeducación. El pronóstico es variable entre los pacientes.

Trastorno explosivo intermitente (312.34/F63.81):

El trastorno explosivo intermitente se caracteriza por episodios repetidos de falta de control de la ira, manifestados por agresiones verbales o físicas desproporcionadas a la situación.

Los episodios son impredecibles y se producen una

media de dos veces por semana durante al menos 3 meses.

Observado:

- Ataques de ira
- Agresión verbal o física desproporcionada a la situación.
- Sensación de pérdida de control durante el episodio
- Arrepentimiento posterior

La intensidad de los episodios está fuera de proporción con su causa o provocación. Los episodios no se explican mejor por otro trastorno mental o por el consumo de sustancias.

Causa angustia clínicamente significativa o deterioro social o laboral.

Requiere terapia para controlar la ira y el estrés. Puede requerir tratamiento farmacológico en casos graves.

Letra F

Fobia específica (300.29/F40.218):

La fobia específica es un trastorno de ansiedad caracterizado por un miedo o ansiedad intensos ante un objeto o situación concretos. El miedo es excesivo, irracional y desproporcionado con respecto al peligro real que supone el estímulo. Esto hace que la persona evite el objeto fóbico. Se reconoce que el miedo es exagerado pero no se puede controlar.

Algunos ejemplos de fobias específicas son:

- Fobia a animales como serpientes, perros, arañas.
- Fobia a los entornos naturales como las alturas, las tormentas, el agua.
- Fobia a situaciones como volar en avión, espacios cerrados, ver sangre.
- Fobia a los estímulos relacionados con lesiones o inyecciones.

La evitación interfiere significativamente en la vida de la persona. El tratamiento implica la exposición gradual al estímulo en un contexto terapéutico. También terapia cognitivo-conductual. En casos graves, medicación ansiolítica.

Trastorno de la fluidez de inicio en la infancia (315.35/F80.81):

El trastorno de la fluidez de inicio en la infancia, también conocido como disfemia o tartamudez, se caracteriza por una interrupción anormal del flujo del habla, que se manifiesta por repeticiones o prolongaciones involuntarias de sonidos, sílabas, palabras o frases; pausas involuntarias; bloqueos audibles o silenciosos; circunloquios; y palabras producidas con un esfuerzo físico excesivo.

Estas alteraciones del ritmo y la fluidez del habla son crónicas desde la primera infancia y provocan ansiedad en el habla o limitaciones en la comunicación, la escolarización o el rendimiento laboral. No se deben a los efectos de ninguna sustancia u otra afección médica.

Se desconoce la causa exacta, pero pueden contribuir factores neurológicos, genéticos y ambientales. El tratamiento se centra en la logopedia para mejorar la fluidez, la modificación del comportamiento y el entrenamiento en habilidades para controlar la ansiedad.

Trastorno facticio (300.19/F68.10):

El trastorno facticio se caracteriza por la producción intencionada de síntomas físicos o psicológicos falsos o claramente exagerados. El motivo es asumir el papel de enfermo y el objetivo principal es la asunción de ese papel, no una recompensa externa evidente.

Algunos ejemplos son:

- Causarse lesiones o empeorar enfermedades existentes para asumir el papel de enfermo.
- Fingir síntomas físicos como convulsiones, hemorragias, vómitos o fiebre.
- Simular o exagerar en gran medida síntomas psicológicos como alucinaciones, déficits de memoria o intentos de suicidio.

El engaño puede durar años y provocar múltiples hospitalizaciones o procedimientos médicos innecesarios. El trastorno se asocia a graves alteraciones de la personalidad o de las relaciones interpersonales. El tratamiento requiere un enfoque psicoterapéutico, familiar y conductual integral.

Letra G

No existen términos con esta letra en el Manual diagnóstico y estadístico de los trastornos mentales (DSM-V).

Letra H

Hipersomnia (780.54/G47.11):

La hipersomnia se refiere a una necesidad excesiva de dormir o de permanecer dormido. Los principales síntomas son:

- Sueño nocturno prolongado (más de 10 horas)
- Somnolencia diurna excesiva y recurrente
- Siestas prolongadas (más de 1 hora)
- Dificultad para mantenerse despierto durante el día
- Sueño no reparador, sensación de cansancio al despertar

La hipersomnia causa un deterioro clínicamente significativo en los ámbitos social, laboral y otros importantes. No se explica mejor por la privación de sueño y no se produce exclusivamente en el curso de otro trastorno del sueño.

Puede deberse a otras afecciones médicas, medicamentos, trastornos psiquiátricos o tener una causa primaria. Requiere descartar las causas subyacentes. El tratamiento depende de la causa e incluye medidas de higiene del sueño, medicamentos y gestión de las comorbilidades.

Letra I

Insomnio (780.52/F51.01):

El insomnio se define como una dificultad persistente para iniciar o mantener el sueño, que provoca un deterioro diurno. Se manifiesta por:

- Latencia prolongada del sueño (más de 30 minutos para conciliar el sueño)
- Despertares frecuentes durante la noche
- Despertarse temprano por la mañana sin poder volver a dormirse
- Sueño no reparador, sensación de cansancio al despertar
- Somnolencia diurna, fatiga, alteraciones del humor

El insomnio causa una angustia significativa o un deterioro social, laboral o de otras áreas importantes del funcionamiento. Puede ser primario o estar asociado a factores médicos, psiquiátricos o ambientales. El tratamiento incluye terapia conductual y farmacológica según proceda. Es importante identificar y tratar las causas subyacentes.

Trastorno delirante inducido por sustancias/medicamentos específicos (293.81/F06.2):

El trastorno delirante inducido por sustancias específicas/medicación se diagnostica cuando una persona presenta síntomas característicos de un trastorno delirante debido al efecto fisiológico de alguna sustancia, medicación o exposición tóxica, pero no se cumplen todos los criterios para diagnosticar el trastorno completo.

Por ejemplo, la persona puede presentar delirios de referencia, de ser perseguido, de envenenamiento, de enfermedad, de celos, o tener un delirio sistematizado, pero de forma transitoria y no en la medida requerida para un diagnóstico formal de trastorno delirante.

Los síntomas aparecen durante o poco después del consumo de la sustancia o de la exposición al intoxicante, y no pueden explicarse mejor por otro trastorno mental primario. Se especifica la sustancia en cuestión, así como su gravedad actual. El tratamiento implica la supresión de la exposición al agente causante y el manejo sintomático según sea necesario.

Trastorno de identidad disociativo (300.14/F44.81):

El trastorno de identidad disociativo, antes conocido como trastorno de personalidad múltiple, se caracteriza por la presencia de dos o más identidades o estados de personalidad distintos que se alternan el control del comportamiento de la persona. Cada identidad tiene su propio patrón de percepción del entorno y de uno mismo, así como de relación con los demás. Los cambios de identidad van acompañados de alteraciones de la memoria, la conciencia y la percepción del entorno.

El trastorno causa una angustia clínicamente significativa e interfiere en áreas importantes del funcionamiento. No se deben a los efectos fisiológicos de ninguna sustancia o enfermedad neurológica. El tratamiento implica psicoterapia para integrar los distintos estados de identidad, así como el manejo de posibles comorbilidades psiquiátricas. Su causa no está totalmente dilucidada, aunque se asocia a experiencias traumáticas tempranas graves.

Trastorno de la ingesta alimentaria de la infancia (307.52/F98.2):

El trastorno de la ingesta alimentaria infantil es un patrón persistente de ingesta de alimentos alterada y excesivamente selectiva para la etapa de desarrollo del niño. Se manifiesta por:

- Falta de interés por la comida o los alimentos
- Evidencia de alteración en el patrón de ingesta alimentaria apropiado para la edad
- Exceso de confianza en las rutinas alimentarias y en la presentación de los alimentos
- Comer una gama muy limitada de alimentos

El trastorno provoca alteraciones en el crecimiento, la nutrición, el funcionamiento psicosocial o las actividades de la vida diaria del niño. Debe debutar en los primeros años de vida. No se explica mejor por una privación alimentaria, prácticas culturales u otro trastorno mental. El manejo implica terapia conductual y familiar para ampliar gradualmente la variedad de alimentos aceptados por el niño.

Letra J

Trastorno por jadeo (300.24/F45.8)

El trastorno por jadeo se caracteriza por episodios recurrentes de hiperventilación o respiración excesivamente profunda y rápida que provocan síntomas como mareos, entumecimiento, hormigueo y calambres musculares.

Los episodios de jadeo suelen durar de 10 a 30 minutos y a menudo los desencadena el estrés, la ansiedad o un estímulo fóbico. La persona suele inhalar profundamente y luego exhala de forma irregular y con dificultad.

Estos episodios causan malestar clínicamente significativo o deterioro en áreas importantes del funcionamiento. No se deben a los efectos fisiológicos directos de una sustancia o afección médica como el asma, la neumonía o la insuficiencia cardiaca.

El tratamiento incluye técnicas de manejo de la respiración, relajación y reestructuración cognitiva para reducir la ansiedad. En casos graves pueden utilizarse ansiolíticos o antidepresivos.

Trastorno del juego patológico (312.31/F63.0):

El trastorno de juego patológico se caracteriza por un patrón problemático de conducta de juego que conduce a un deterioro o malestar clínicamente significativo. Se manifiesta mediante síntomas cognitivos, conductuales y fisiológicos.

Las personas presentan un deseo persistente o esfuerzos infructuosos por controlar, interrumpir o dejar de jugar. Dedican gran parte de su tiempo a actividades relacionadas con el juego. A menudo juegan cuando sienten angustia. Intentan compensar las pérdidas jugando más (persiguiendo las pérdidas). Mienten para ocultar su grado de implicación en el juego. Ponen en peligro relaciones importantes, el trabajo o la educación a causa del juego. Confían en que otros les proporcionen dinero para aliviar sus dificultades financieras causadas por el juego.

El trastorno causa un deterioro o malestar clínicamente significativo en áreas importantes del funcionamiento como la ocupacional, social o personal. El juego no se explica mejor por un episodio maníaco. El tratamiento implica principalmente técnicas cognitivo-conductuales. gestión de las comorbilidades psiquiátricas.

Letra K

No existen términos con esta letra en el Manual diagnóstico y estadístico de los trastornos mentales (DSM-V).

Letra L

Trastorno límite de la personalidad (301.83/F60.3):

Este trastorno se caracteriza por un patrón general de inestabilidad en las relaciones interpersonales, la autoimagen y el afecto, y una intensa impulsividad. Los individuos muestran:

- Relaciones intensas e inestables con extremos de idealización y devaluación.
- Alteración de la identidad: incertidumbre marcada y persistente sobre la propia imagen, los objetivos, la orientación sexual, el tipo de amigos o los valores.
- Impulsividad en al menos dos áreas que sea autodestructiva, como gastos irresponsables, sexo sin protección, abuso de sustancias, atracones, conducción temeraria.
- Comportamiento suicida recurrente, amenazas o actos o autolesiones.
- Inestabilidad afectiva debida a una intensa reactividad emocional.
- Sensación crónica de vacío.
- Ira inapropiada e intensa o dificultad para controlar la ira.
- Ideas paranoides transitorias relacionadas con el estrés.

El trastorno genera un deterioro significativo, es

crónico y aumenta el riesgo de suicidio. El tratamiento incluye terapia dialéctico-conductual y, en algunos casos, antidepresivos o estabilizadores del estado de ánimo.

Trastorno límite de la personalidad (301.83/F60.3):

Este trastorno se caracteriza por un patrón general de inestabilidad en las relaciones interpersonales, la autoimagen y el afecto, y una intensa impulsividad. Los individuos muestran:

- Relaciones intensas e inestables con extremos de idealización y devaluación.
- Incertidumbre persistente sobre la imagen de sí mismo y sus objetivos.
- Impulsividad autodestructiva en áreas como el gasto, el sexo, las sustancias, la conducción temeraria.
- Comportamiento, amenazas o actos suicidas recurrentes.
- Reactividad emocional intensa y sentimientos crónicos de vacío.
- Ira inapropiada difícil de controlar.
- Ideas paranoicas relacionadas con el estrés.

El trastorno genera un deterioro significativo, es crónico y aumenta el riesgo de suicidio. El tratamiento incluye terapia dialéctico-conductual y, en algunos casos, medicación.

Letra M

Mutismo selectivo (312.23/F94.0):

El mutismo selectivo se caracteriza por la incapacidad persistente para hablar en situaciones sociales específicas en las que se espera que el niño hable (por ejemplo, en la escuela) a pesar de ser capaz de hablar en otras situaciones. Los criterios diagnósticos son:

- Incapacidad constante para hablar en situaciones sociales específicas en las que se espera que hable (normalmente en la escuela) a pesar de hablar en otras situaciones.
- La alteración interfiere en el rendimiento escolar o laboral o en otras áreas importantes del funcionamiento.
- Duración mínima de 1 mes.
- No se explica mejor por un déficit del habla o del lenguaje.
- No se debe a una comodidad insuficiente o a la falta de familiaridad con el habla en situaciones sociales.

Suele asociarse a una timidez extrema o a ansiedad social. Se inicia antes de los 18 años. El tratamiento consiste en psicoterapia conductual y antidepresivos en algunos casos.

Trastorno de movimientos estereotipados (307.3/F98.4):

El trastorno de movimientos estereotipados consiste en movimientos repetitivos, aparentemente impulsivos y sin propósito que interfieren con las actividades normales. Los movimientos más comunes son:

- Equilibrio de manos, cabeza o cuerpo
- Manos temblorosas o agitadas
- Morderse las manos, los labios o las uñas
- Haga clic en
- Tirar del pelo o de la ropa
- Frotarse cualquier parte del cuerpo

El trastorno causa un deterioro significativo en el ámbito social, académico o de otro tipo. Debe debutar antes de los 18 años. No se explica mejor por la tricotilomanía, las estereotipias relacionadas con los trastornos del espectro autista u otro trastorno mental. El tratamiento se centra en terapias conductuales para reducir o sustituir los movimientos por otros comportamientos.

Trastorno del movimiento inducido por fármacos (333.99/G25.71):

El trastorno del movimiento inducido por fármacos se refiere a los síntomas de alteración del control motor causados por el efecto de un fármaco, más que por una enfermedad neurológica primaria. Los principales tipos son:

- Discinesia tardía: movimientos involuntarios rítmicos de la cara, el torso y las extremidades provocados por los antipsicóticos.
- Distonía aguda: contracciones musculares sostenidas que producen posturas anormales. Por ejemplo, en el cuello debido a los antipsicóticos.
- Parkinsonismo: temblor, rigidez, bradicinesia debidos a fármacos como los antipsicóticos.
- Acatisia: incapacidad para permanecer sentado, necesidad de estar en constante movimiento, debido a los antipsicóticos.
- Mioclonía: contracciones musculares repentinas y breves.

Los síntomas aparecen durante el tratamiento con el fármaco o al suspenderlo. Mejoran al retirar el fármaco. Pueden reaparecer si se vuelve a exponer al fármaco.

Trastorno mental no especificado (300.9/F99):

El trastorno mental no especificado se utiliza en los siguientes casos:

1. El clínico opta por no especificar el trastorno mental, prefiriendo documentar únicamente los síntomas que presenta el paciente.
2. No hay suficiente información para hacer un diagnóstico más específico.
3. El cuadro clínico cumple algunos de los criterios de uno o más trastornos mentales, pero no cumple todos los criterios de ningún trastorno mental específico.
4. Los síntomas característicos de un trastorno

mental específico están presentes pero en número insuficiente para justificar dicho diagnóstico.

Se utiliza cuando hay certeza de que existe un trastorno mental, pero no se especifica para evitar etiquetar prematuramente al paciente o porque se requiere más información. También cuando existe una presentación atípica que no encaja en ninguna categoría formal.

Letra N

Narcolepsia (347.xx/G47.4xx):

La narcolepsia es un trastorno del sueño caracterizado por una somnolencia diurna excesiva y ataques repentinos de somnolencia diurna. Los principales síntomas son:

- Somnolencia diurna extrema, irresistible y recurrente.
- Ataques de sueño repentinos e impredecibles.
- Cataplejía: pérdida repentina del tono muscular en respuesta a emociones fuertes.
- Alucinaciones e imágenes vívidas al dormir o al despertar.
- Parálisis del sueño: incapacidad para moverse al despertarse o al dormir.

La somnolencia y otros síntomas deben estar presentes durante al menos 3 meses. No se explican mejor por la privación de sueño u otros trastornos. Puede estar presente un déficit cognitivo leve. Requiere polisomnografía para el diagnóstico. Se trata con medicación y recomendaciones de higiene del sueño. Es crónica, con un impacto significativo en la calidad de vida.

Trastorno neurocognitivo debido a la enfermedad de Parkinson, mayor o leve (294.11/G31.83):

El trastorno neurocognitivo asociado a la enfermedad de Parkinson se manifiesta por un deterioro cognitivo progresivo y adquirido que se desarrolla en el contexto conocido de la enfermedad de Parkinson. Puede ser leve o importante:

En la forma leve, el deterioro cognitivo no interfiere significativamente con la independencia, pero se hace evidente en las tareas más complejas de la vida diaria.

En la forma mayor, el deterioro es lo suficientemente grave como para comprometer la independencia. Hay un mayor deterioro de la memoria, la función ejecutiva, la atención, la percepción.

Los síntomas cognitivos no se explican mejor por otros trastornos neurológicos o sistémicos ni por un estado confusional. El diagnóstico requiere evidencias de enfermedad de Parkinson típica establecida. No existe un tratamiento curativo, por lo que la terapia se centra en aliviar los síntomas y ralentizar la progresión mediante la rehabilitación cognitiva.

Trastorno neurocognitivo debido a la enfermedad de Pick, mayor o menor (294.11/G31.01):

El trastorno neurocognitivo debido a la enfermedad de Pick es un síndrome caracterizado por la alteración progresiva del comportamiento social y el deterioro cognitivo causado por la atrofia de los lóbulos frontal y temporal. Puede ser leve o grave:

En la forma leve se producen cambios sutiles en la personalidad, el comportamiento social y el funcionamiento ejecutivo, con un impacto mínimo en la independencia.

En la forma mayor, existe un deterioro cognitivo prominente con una marcada apatía, cambios graves de personalidad y pérdida progresiva de las habilidades lingüísticas. Compromete significativamente la autonomía.

Para el diagnóstico se requieren pruebas de imagen de atrofia cerebral frontal y temporal. No existe cura, por lo que el manejo es sintomático, con terapia cognitivo-conductual y farmacológica para controlar los síntomas neuropsiquiátricos asociados.

Trastorno neurocognitivo debido a la exposición a contaminantes ambientales (por ejemplo, minerales, metales, toxinas, fármacos), mayor o menor (294.11/F02.81):

El trastorno neurocognitivo por exposición a contaminantes medioambientales se caracteriza por un deterioro adquirido en uno o más dominios cognitivos (atención, función ejecutiva, aprendizaje, memoria, etc.) debido a una exposición prolongada a tóxicos medioambientales como metales pesados, disolventes, pesticidas u otras sustancias químicas. Puede ser leve o importante:

En la forma leve, el deterioro cognitivo es evidente mediante una evaluación neuropsicológica, pero no interfiere significativamente en la independencia de la persona.

En la forma mayor, el déficit cognitivo es lo suficientemente grave como para afectar a la capacidad de realizar las actividades cotidianas de forma independiente.

Algunos de los principales metales, minerales y toxinas medioambientales que pueden especificarse como causa de un trastorno neurocognitivo son:

- Plomo
- Mercurio
- Manganeso

- Arsénico
- Disolventes orgánicos
- Plaguicidas organofosforados
- Contaminación del aire/smog

Se requiere un historial de exposición prolongada al tóxico ambiental. No debe haber otra etiología neurológica plausible para explicar los síntomas. El tratamiento es de apoyo, con gestión de las comorbilidades médicas y neuropsiquiátricas.

Trastorno neurocognitivo debido a infección por VIH, mayor o leve (294.11/F02.81):

El trastorno neurocognitivo asociado a la infección por el VIH se caracteriza por un deterioro cognitivo adquirido en individuos infectados por el virus de la inmunodeficiencia humana (VIH). Puede manifestarse de forma leve o grave:

En la forma leve, las alteraciones cognitivas son evidentes a través de pruebas neuropsicológicas focalizadas, pero sin mayor impacto en la vida diaria.

En la forma mayor, el deterioro cognitivo es lo suficientemente grave como para interferir con el funcionamiento independiente en las actividades cotidianas, ocupacionales o sociales.

Requiere una infección por VIH documentada y la exclusión de otras causas que puedan explicar el cuadro clínico. No existe una cura específica, por lo que el tratamiento consiste en un manejo sintomático y una terapia cognitiva y farmacológica para controlar los síntomas neuropsiquiátricos asociados.

Trastorno neurocognitivo debido a priones, mayor o menor (294.11/A81.9):

El trastorno neurocognitivo priónico es un deterioro cognitivo progresivo causado por infecciones priónicas, que son proteínas infecciosas que afectan al cerebro. Se presenta de dos formas:

- Forma leve: deterioro cognitivo leve sin gran repercusión en la vida diaria.
- Forma mayor: demencia con deterioro cognitivo significativo que interfiere en la autonomía e independencia de la persona.

Algunas enfermedades priónicas que pueden causar este trastorno son la enfermedad de Creutzfeldt-Jakob, el insomnio familiar fatal y el síndrome de Gerstmann-Sträussler-Scheinker.

Es necesario confirmar el tipo de prión implicado mediante estudios de LCR, genéticos o biopsias cerebrales. No existe cura, por lo que el tratamiento es de apoyo para aliviar los síntomas. El deterioro cognitivo progresa rápidamente hasta la demencia total y la muerte prematura.

Trastorno neurocognitivo debido a traumatismo craneoencefálico, mayor o menor (294.11/F02.81):

El trastorno neurocognitivo debido a un traumatismo craneoencefálico consiste en un deterioro cognitivo adquirido secundario a un traumatismo craneoencefálico previo. Puede manifestarse en formas leves o graves:

En la forma leve hay indicios de deterioro cognitivo en las pruebas neuropsicológicas, pero sin repercusiones importantes en la vida cotidiana.

En la forma mayor, existe una demencia postraumática que interfiere significativamente con la capacidad de funcionar de forma independiente en las actividades cotidianas.

Se requieren antecedentes de lesión cerebral traumática previa y la exclusión de otras posibles etiologías. No existe un tratamiento curativo específico. El manejo es de apoyo, con rehabilitación cognitiva y farmacoterapia sintomática. El pronóstico depende de la gravedad del daño neurológico inicial.

Trastorno neurocognitivo frontotemporal mayor o leve (294.11/G31.09):

El trastorno neurocognitivo frontotemporal es una enfermedad que afecta a las regiones frontal y temporal del cerebro. Esta enfermedad degenerativa repercute en las funciones ejecutivas, emocionales y del lenguaje.

Se observa que la PNCC erosiona la personalidad del paciente, su capacidad para regular sus emociones y comportamientos y su capacidad para comunicarse eficazmente. Los afectados olvidan acontecimientos recientes mientras recuerdan experiencias pasadas.

El diagnóstico de esta compleja afección se realiza mediante neuroimagen, biomarcadores y escalas neuropsicológicas. La TNCF provoca apatía, desinhibición, rigidez cognitiva, pérdida de empatía y de habilidades lingüísticas.

Es necesario seguir investigando en terapias innovadoras para aliviar los síntomas, apoyar a los familiares y cuidadores y promover la calidad de vida de quienes padecen esta enfermedad. El objetivo debe ser comprender a fondo la fisiopatología y la progresión de la TNCF para desarrollar tratamientos eficaces.

Trastorno neurocognitivo debido a deficiencia de vitamina B12, mayor o leve (294.11/G32.81):

El trastorno neurocognitivo por déficit de vitamina B12 consiste en un deterioro cognitivo adquirido secundario a unos niveles bajos de vitamina B12. Se presenta de dos formas:

- Forma leve: deterioro cognitivo leve sin gran impacto en la autonomía.

- Forma mayor: demencia con deterioro significativo de la memoria, la función ejecutiva, la orientación y el lenguaje que compromete la independencia.

La deficiencia de B12 debe confirmarse mediante niveles séricos bajos de B12. Deben excluirse otras posibles causas del cuadro clínico.

El tratamiento consiste en la administración de suplementos orales o parenterales de vitamina B12 para corregir la deficiencia. Si se trata a tiempo, el deterioro cognitivo puede ser reversible. De lo contrario, puede volverse irreversible y progresar a una demencia avanzada.

Trastorno neurocognitivo debido a la enfermedad de Alzheimer, mayor o leve (294.11/G30.9):

La enfermedad de Alzheimer es una forma de demencia neurodegenerativa que provoca un deterioro progresivo de las funciones cognitivas. Se caracteriza por déficits de memoria junto con el deterioro de al menos otra función cognitiva como el lenguaje, las habilidades visuoespaciales, el razonamiento, el juicio, el control emocional o el comportamiento.

En la forma leve, el deterioro es lo suficientemente mínimo como para que la persona pueda realizar las actividades cotidianas con un esfuerzo adicional o estrategias compensatorias. En la forma grave, hay una pérdida significativa de independencia, que requiere ayuda para el cuidado personal y las tareas domésticas.

El deterioro representa una disminución del nivel previo de funcionamiento y se ha descartado que se deba a un delirio o a una enfermedad psiquiátrica. La progresión es gradual pero irreversible. No existe cura, sólo tratamiento sintomático. El apoyo familiar es esencial ante el aumento de la dependencia y la pérdida de capacidades.

Trastorno neurocognitivo debido a la enfermedad de Huntington, mayor o leve (294.11/F02.80):

La enfermedad de Huntington es un trastorno neurodegenerativo hereditario que provoca un deterioro progresivo de las funciones motoras, cognitivas y psiquiátricas. Se caracteriza inicialmente por movimientos involuntarios anormales denominados corea, junto con cambios de comportamiento como irritabilidad, ansiedad o depresión.

A medida que progresa, aparece un deterioro cognitivo con déficits en la memoria, la función ejecutiva, las habilidades visuoperceptivas y el lenguaje. En la forma leve, el deterioro cognitivo es mínimo y la persona puede realizar las actividades cotidianas. En la forma grave, hay una pérdida significativa de la independencia en el autocuidado y las tareas domésticas.

No existe cura, sólo tratamiento sintomático. Requiere un estrecho seguimiento debido a la creciente incapacidad física y mental. El apoyo familiar es esencial para mejorar la calidad de vida a medida que la enfermedad progresa inexorablemente. El pronóstico varía entre 10 y 20 años desde el inicio de los síntomas.

Trastorno neurocognitivo leve (331.83/G31.84):

El trastorno neurocognitivo leve (TNC leve) se caracteriza por un declive cognitivo moderado comparado con el nivel previo de rendimiento en uno o más dominios cognitivos (atención compleja, función ejecutiva, aprendizaje y memoria, lenguaje, habilidad perceptual motora o cognición social). Este deterioro debe ser confirmado por pruebas neuropsicológicas estandarizadas o evaluación clínica cuantitativa.

Los déficits cognitivos no interfieren con la capacidad de independencia en las actividades cotidianas, aunque puede haber dificultades sutiles o necesidad de esforzarse más, utilizar estrategias compensatorias o hacer ajustes para mantener la independencia. Esto lo diferencia del TNC mayor, donde los déficits son suficientemente graves para interferir con la independencia.

Los déficits no ocurren exclusivamente en el contexto de un delirium ni se explican mejor por otro trastorno mental como depresión mayor o esquizofrenia. Suele representar un estado prodrómico de los trastornos neurocognitivos mayores como la enfermedad de Alzheimer.

El tratamiento se enfoca en identificar y tratar enfermedades médicas contribuyentes, aconsejar sobre estrategias compensatorias, planificar para el futuro, y proporcionar educación y apoyo al paciente y la familia. Intervenciones como entrenamiento cognitivo y ejercicio físico pueden ser beneficiosas. En algunos casos, medicamentos como inhibidores de la colinesterasa pueden ser útiles.

Trastorno neurocognitivo vascular grave o leve (290.40/F01.51):

Este trastorno consiste en un deterioro cognitivo causado por una enfermedad cerebrovascular, normalmente múltiples infartos corticales o subcorticales que interrumpen el flujo sanguíneo y dañan áreas cerebrales importantes para funciones como la memoria, el lenguaje, la percepción y el juicio.

En la forma leve, el deterioro cognitivo es lo suficientemente mínimo como para que la persona pueda realizar las actividades cotidianas con un mayor esfuerzo o con estrategias compensatorias. En la forma grave, hay una pérdida significativa de independencia para el cuidado personal y las tareas domésticas.

Representa un declive del nivel previo de funcionamiento y no se explica mejor por un delirio o un trastorno psiquiátrico. Puede coexistir con problemas motores como la parálisis de las extremidades. No tiene cura, sólo la prevención de nuevos infartos. Requiere supervisión debido al aumento de la discapacidad. El pronóstico depende de la extensión del daño vascular.

Letra Ñ

No existen términos con esta letra en el Manual diagnóstico y estadístico de los trastornos mentales (DSM-V).

Letra O

Otro problema especificado relacionado con el ciclo vital familiar (v61.9)

Este diagnóstico se utiliza cuando una persona presenta dificultades, conflictos o perturbaciones en las relaciones familiares que se producen en el contexto de una transición evolutiva previsible o de una crisis en el ciclo vital de la familia, como el nacimiento de un hijo, la adolescencia de los hijos, el síndrome del nido vacío, el envejecimiento y la muerte de los padres. Estas situaciones estresantes pueden desbordar las capacidades adaptativas de la familia y dar lugar a problemas de vinculación que afectan significativamente al bienestar y al funcionamiento psicosocial de sus miembros, aunque dichos problemas no cumplan todos los criterios de ninguno de los problemas familiares específicos definidos en los manuales de diagnóstico de los trastornos mentales. Este diagnóstico permite categorizar el problema familiar relacionado con una crisis evolutiva, con el fin de planificar una intervención terapéutica centrada en apoyar y fortalecer a la familia para superar positivamente este momento vital.

Otro problema relacionado con la relación especificado (v62.9)

Este diagnóstico se utiliza cuando una persona presenta dificultades, conflictos o alteraciones en la relación con su pareja sentimental, que generan malestar emocional y deterioran la calidad y estabilidad de la relación, sin embargo, dichos problemas relacionales de pareja no cumplen todos los criterios de ninguno de los problemas específicos o trastornos mentales definidos en los sistemas de clasificación diagnóstica. Por ejemplo, el deterioro de la comunicación, el aumento de los conflictos, la disminución de la intimidad o la satisfacción compartida, que se producen en el contexto del estrés situacional, sin constituir un trastorno relacional establecido. Este diagnóstico permite categorizar el problema sentimental inespecífico, de modo que pueda diseñarse una intervención terapéutica centrada en ayudar a mejorar la relación de pareja.

Otro trastorno bipolar y afín, especificado (296.89/F31.9)

Este diagnóstico se utiliza para clasificar las afecciones clínicas caracterizadas por cambios anormales en el estado de ánimo y la energía, que provocan un deterioro significativo del funcionamiento emocional y el bienestar de la persona, pero que no cumplen los criterios diagnósticos completos de ninguno de los trastornos bipolares específicos, como el trastorno bipolar tipo I, el tipo II, la ciclotimia, el trastorno bipolar inducido por sustancias, debido a una enfermedad médica u otro trastorno bipolar especificado. También cuando no se dispone de información suficiente para realizar un diagnóstico más preciso de algún trastorno bipolar establecido. Esto permite categorizar el problema del estado de ánimo para poder planificar el tratamiento y el seguimiento adecuados.

Otro trastorno de ansiedad especificado (300.09/F41.9)

Este diagnóstico se utiliza cuando una persona presenta síntomas de ansiedad que causan malestar clínicamente significativo o deterioro en áreas importantes del funcionamiento, pero no cumple todos los criterios de ninguno de los trastornos de ansiedad específicos (por ejemplo, trastorno de ansiedad generalizada, trastorno de pánico, fobia específica). Permite categorizar el problema de ansiedad para guiar el tratamiento cuando no se dispone de información suficiente para un diagnóstico más preciso de un trastorno de ansiedad establecido.

Otro trastorno alimentario especificado (307.59/F50.9)

Se utiliza cuando existe un patrón persistente de conductas alimentarias anormales (por ejemplo, atracones, vómitos, uso excesivo de laxantes), que se asocia a alteraciones significativas de la ingesta o absorción de alimentos y conduce a un deterioro clínico, pero no se cumplen todos los criterios de un trastorno alimentario específico como la anorexia, la bulimia nerviosa o el trastorno por atracón. Permite categorizar el problema alimentario para orientar el tratamiento.

Otro trastorno especificado de la personalidad (301.9/F60.9)

Se utiliza cuando existe un patrón dominante de experiencia interna y comportamiento que se desvía notablemente de las expectativas culturales, es persistente, rígido y desadaptativo, genera malestar o deterioro clínicamente significativo, pero no cumple los criterios de ninguno de los trastornos específicos de la personalidad (por ejemplo, límite, antisocial, esquizoide). Permite categorizar el problema de personalidad para orientar la terapia.

Otro trastorno de potenciación mental especificado (300.9/F99)

Este diagnóstico se utiliza cuando alguien hace un uso repetido de medicamentos, dispositivos, procedimientos o tecnologías biomédicas con el objetivo de mejorar las capacidades mentales, el rendimiento físico o psicológico, sin supervisión ni indicación médica autorizada. Estas prácticas provocan consecuencias adversas significativas para la salud o un deterioro social, laboral o de otras áreas importantes del funcionamiento, pero no cumplen los criterios de un trastorno específico de mejora mental. Permite categorizar el problema para orientar la intervención.

Otro trastorno especificado de los síntomas sensoriales (300.9/F45.8)

Se utiliza cuando hay malestar e incapacidad persistentes por quejas de síntomas físicos que afectan a los sistemas sensoriales (visual, auditivo, olfativo, gustativo), pero las pruebas objetivas no encuentran ninguna alteración orgánica que explique los síntomas referidos, y el cuadro clínico no se explica mejor por la presencia de otro trastorno mental. Permite categorizar el problema sensorial para orientar el enfoque terapéutico.

Otro trastorno especificado de los síntomas somáticos (300.82/F45.9)

Se utiliza cuando existe un malestar grave y un deterioro significativo debido a síntomas físicos persistentes (por ejemplo, dolor crónico, fatiga) para los que no se encuentra una causa médica que los explique plenamente. Sin embargo, no se cumplen todos los criterios de un trastorno específico de síntomas somáticos. Permite categorizar el problema somático para planificar el tratamiento.

Otro trastorno del sueño especificado (780.59/G47.9)

Este diagnóstico se utiliza cuando existe una alteración del sueño que causa malestar clínicamente significativo o deterioro del funcionamiento, pero que no cumple todos los criterios de ninguno de los trastornos específicos del sueño y la vigilia (por ejemplo, insomnio, hipersomnia, apnea del sueño). Permite categorizar el problema del sueño para orientar el tratamiento.

Otro trastorno depresivo especificado (311/F32.9)

Se utiliza cuando existen síntomas depresivos persistentes que causan un deterioro significativo pero que no cumplen los criterios de ningún trastorno depresivo específico como el trastorno depresivo mayor, persistente, inducido por sustancias o debido a una enfermedad médica. Permite categorizar el cuadro depresivo para planificar la intervención.

Otro trastorno destructivo especificado del control de los impulsos y del comportamiento (312.9/F91.9)

Este diagnóstico se utiliza cuando existe un patrón repetitivo de comportamiento deliberado, imprudente, irresponsable o peligroso para uno mismo o para los demás que causa un deterioro clínico significativo, pero que no cumple los criterios de trastornos específicos como el trastorno explosivo intermitente, la piromanía, la cleptomanía u otros. Permite categorizar el problema de conducta para orientar el tratamiento.

Otro trastorno destructivo especificado del control de los impulsos y del comportamiento (312.9/F91.9)

Este diagnóstico se utiliza cuando existe un patrón persistente de comportamiento deliberado perjudicial para uno mismo o para los demás que causa un deterioro clínico significativo, pero que no cumple todos los criterios de ninguno de los trastornos específicos del control de impulsos (por ejemplo, piromanía, cleptomanía, trastorno explosivo intermitente). Permite categorizar el problema de conducta para orientar el tratamiento.

Otro trastorno disociativo especificado (300.15/F44.9)

Se utiliza cuando existe una alteración de las funciones normalmente integradas de la conciencia, la memoria, la identidad y la percepción del entorno, que causa un malestar clínicamente significativo, pero que no cumple los criterios de ninguno de los trastornos disociativos específicos (por ejemplo, amnesia disociativa, despersonalización/realización, identidad disociativa). Permite categorizar el cuadro disociativo para orientar la intervención.

Otro trastorno especificado del comportamiento, del control de los impulsos y perturbador (312.9/F91.9)

Este diagnóstico se utiliza cuando existe un patrón de descontrol emocional y conductual que causa un deterioro clínico significativo, pero que no cumple los criterios de ningún trastorno específico como el trastorno negativista desafiante, el trastorno explosivo intermitente, el trastorno de conducta u otros. Permite categorizar el problema para orientar el tratamiento.

Otro trastorno mental especificado debido a otra afección médica (294.8/F09)

Este diagnóstico se utiliza cuando una persona presenta síntomas característicos de un trastorno mental (por ejemplo, ansiedad, estado de ánimo depresivo) atribuibles a los efectos directos de una enfermedad médica, pero no cumple todos los criterios de ninguno de los trastornos mentales específicos debidos a una enfermedad médica definidos en el manual de diagnóstico. Permite categorizar el problema para orientar el tratamiento.

Otro trastorno mental especificado o no especificado (300.9/F99)

Se utiliza cuando existe un cuadro clínico que causa malestar significativo o deterioro en áreas importantes del funcionamiento, pero que no cumple todos los criterios de ningún trastorno mental específico clasificado en los sistemas de diagnóstico estándar. Permite categorizar el problema para orientar la intervención terapéutica.

Otro trastorno neurocognitivo especificado (294.8/F09)

Este diagnóstico se utiliza cuando existen pruebas de deterioro cognitivo (por ejemplo, memoria, funciones ejecutivas, lenguaje) lo suficientemente grave como para causar deterioro en áreas importantes del funcionamiento, pero no se cumplen los criterios para ninguno de los trastornos neurocognitivos específicos definidos en los manuales de diagnóstico. Permite categorizar el deterioro cognitivo para orientar el tratamiento.

Otro trastorno especificado relacionado con el embarazo (642.9/O99.89)

Este diagnóstico se utiliza cuando una mujer presenta síntomas característicos de un trastorno mental durante el embarazo o el puerperio que le causan una angustia significativa o un deterioro en áreas importantes, pero no cumple todos los criterios de ninguno de los trastornos mentales específicos inducidos por el embarazo definidos en los manuales de diagnóstico. Permite categorizar el problema para orientar el tratamiento.

Otro trastorno relacionado con el trauma y factores estresantes especificados (309.9/F43.9)

Se utiliza cuando existen síntomas característicos de un problema asociado a la exposición a un acontecimiento traumático o estresante, que causan un deterioro clínico significativo, pero que no cumplen los criterios de ninguno de los trastornos específicos relacionados con el trauma o el estrés (por ejemplo, TEPT, trastorno por estrés agudo, trastorno de adaptación). Permite categorizar el problema para orientar la intervención psicoterapéutica.

Trastorno obsesivo-compulsivo (300.3/F42):

Obsesiones: pensamientos, impulsos o imágenes mentales recurrentes y persistentes que se experimentan como intrusivos y no deseados, y causan ansiedad o malestar significativos.

Compulsiones: comportamientos repetitivos o actos mentales que la persona se ve obligada a realizar en respuesta a una obsesión, con el fin de reducir la ansiedad o el malestar.

Las obsesiones y compulsiones consumen mucho tiempo, causan un deterioro significativo y angustia. La persona reconoce que son excesivas o irracionales. No se deben a los efectos de sustancias o afecciones médicas.

El TOC suele comenzar pronto y seguir un curso crónico.

Tratamiento: Terapia cognitivo-conductual y fármacos ISRS.

Letra P

Pesadillas (307.47/F51.5)

Las pesadillas son episodios repetidos de despertares bruscos durante el sueño, con recuerdos vívidos de sueños con imágenes o contenidos aterradores que provocan un miedo intenso. Suelen ocurrir durante el sueño REM. La persona se despierta totalmente alerta y se recupera rápidamente del malestar emocional que produjo el sueño. Las pesadillas son más frecuentes en la infancia y suelen disminuir en la edad adulta. Pueden estar asociadas al estrés, los traumas, ciertos medicamentos o sustancias.

Problema de aculturación no especificado (v62.4)

Este diagnóstico se utiliza cuando una persona presenta dificultades o conflictos en el proceso de adaptación a una nueva cultura tras emigrar a otro país o región, que generan malestar emocional o problemas en el funcionamiento diario, pero dichas dificultades de aculturación no cumplen todos los criterios de ninguno de los problemas específicos de aculturación definidos en los manuales de diagnóstico. Permite registrar el problema de aculturación para orientar la intervención psicosocial correspondiente.

Problema de adaptación a la pérdida de un miembro cercano especificado (v62.82)

Este diagnóstico se utiliza cuando una persona tiene dificultades significativas para adaptarse a la muerte de un ser querido, con síntomas de duelo que interfieren en el funcionamiento diario y el bienestar emocional, pero que no cumplen todos los criterios de un trastorno mental específico como la depresión mayor o el trastorno de adaptación. Permite registrar el problema en el proceso de duelo para planificar una intervención terapéutica centrada en la elaboración de la pérdida.

Problema de relación entre hermanos no especificado (v61.8)

Se utiliza cuando hay conflicto, rivalidad o dificultades en la relación entre hermanos, que afectan negativamente al bienestar psicosocial, pero no cumplen los criterios de ningún problema específico de los hermanos ni de ningún trastorno mental. Permite categorizar el problema en la relación entre hermanos para diseñar una intervención terapéutica dirigida a mejorar la dinámica y la comunicación entre hermanos.

Problema de crianza especificado (v61.20)

Este diagnóstico se utiliza cuando una persona presenta dificultades o alteraciones en el desempeño de la función parental, que afectan negativamente al bienestar psicosocial propio, de los hijos o a la dinámica familiar, pero no cumple todos los criterios para ninguno de los problemas específicos en el desempeño de la función parental ni para un trastorno mental establecido. Permite registrar el problema parental para orientar la intervención terapéutica.

Trastorno antisocial de la personalidad (301.7/F60.2)

Este trastorno se caracteriza por un patrón general de desprecio y violación de los derechos de los demás que comienza en la adolescencia o en los primeros años de la edad adulta. Los individuos muestran engaño y manipulación en beneficio propio, impulsividad e incapacidad para planificar, irritabilidad y agresividad, irresponsabilidad constante, falta de remordimientos y racionalización del daño causado a los demás. Presentan problemas legales recurrentes, mienten, actúan de forma temeraria sin medir los riesgos, son irresponsables en el trabajo, incumplen sus obligaciones financieras, son impulsivamente agresivos y crueles.

Trastorno de la personalidad dependiente, especificado (301.6/F60.7)

Este diagnóstico se utiliza cuando una persona tiene una necesidad omnipresente y excesiva de que los demás asuman responsabilidades importantes en su vida diaria, manifestada por comportamientos sumisos y un apego exagerado, así como miedo a la separación. Sin embargo, no cumple todos los criterios del trastorno de personalidad dependiente completo o no hay información suficiente para hacer tal diagnóstico. Permite categorizar los rasgos de la personalidad dependiente para orientar la intervención psicoterapéutica.

Trastorno esquizoide de la personalidad (301.20/F60.1)

En este trastorno predomina un patrón de distanciamiento de las relaciones sociales y una marcada restricción de la expresión emocional interpersonal. Los individuos muestran poco interés y placer en las interacciones sociales, preferencia por las actividades solitarias, indiferencia ante las críticas o elogios de los demás, frialdad emocional y aplanamiento afectivo, así como dificultad para expresar calidez, ternura e ira. Suelen tener pocos amigos íntimos fuera de la familia inmediata.

Trastorno esquizotípico de la personalidad (301.22/F21)

Este trastorno se caracteriza por un patrón de déficits sociales e interpersonales, así como distorsiones cognitivas o perceptivas y excentricidades conductuales. Los síntomas incluyen ideas de referencia, creencias extrañas, pensamiento mágico, percepciones inusuales, comportamiento excéntrico, ansiedad social excesiva e ideación paranoide transitoria. Los individuos tienen pocos amigos íntimos, se sienten incómodos con la intimidad, su afectividad es restringida o inapropiada. Suelen tener creencias extrañas sobre fenómenos paranormales.

Trastorno histriónico de la personalidad, especificado (301.50/F60.4)

Este diagnóstico se utiliza cuando una persona muestra un patrón generalizado de emocionalidad excesiva y búsqueda de atención, que se manifiesta en teatralidad, expresividad exagerada de las emociones, sugestionabilidad e implicación superficial en las relaciones interpersonales. Sin embargo, no cumple todos los criterios del trastorno histriónico de la personalidad completo o no hay información suficiente para hacer tal diagnóstico. Permite categorizar los rasgos de la personalidad histriónica para orientar la intervención psicoterapéutica.

Trastorno límite de la personalidad (301.83/F60.3)

Este trastorno se caracteriza por un patrón general de inestabilidad en las relaciones interpersonales, la autoimagen y el afecto, así como una intensa impulsividad. Los individuos muestran inestabilidad emocional debido a una marcada reactividad del estado de ánimo, sentimientos crónicos de vacío, ira inapropiada e impulsividad en áreas de riesgo como el gasto, el sexo, el abuso de sustancias o la conducción temeraria. Presentan amenazas suicidas recurrentes o conductas autolesivas. También se observan relaciones intensas e inestables, esfuerzos desesperados por evitar el abandono real o imaginario, alteraciones de la identidad e ideación paranoide transitoria debida al estrés.

Trastorno límite de la personalidad especificado (301.83/F60.3)

Este diagnóstico se utiliza cuando una persona muestra un patrón generalizado de inestabilidad en las relaciones interpersonales, la autoimagen, el afecto y la impulsividad, pero no cumple todos los criterios del trastorno límite de la personalidad completo o no hay información suficiente para hacer tal diagnóstico. Permite categorizar los rasgos de personalidad límite para orientar la intervención psicoterapéutica.

Trastorno narcisista de la personalidad (301.81/F60.81)

Este trastorno se caracteriza por un patrón de grandiosidad, necesidad de admiración y falta de empatía. Las personas tienen un grandioso sentido de la autoimportancia, están absortas en fantasías de éxito ilimitado, se creen especiales y únicas, requieren una admiración excesiva y esperan ser reconocidas como superiores sin haberlo conseguido. Tienden a explotar a los demás y a mantener relaciones superficiales. Responden a las críticas con desprecio, ira o humillación.

Trastorno obsesivo-compulsivo de la personalidad, especificado (301.4/F60.5)

Este diagnóstico se utiliza cuando una persona muestra un patrón dominante de preocupación por el orden, el perfeccionismo y el control mental e interpersonal a expensas de la flexibilidad, la espontaneidad y la eficacia, que afectan al rendimiento y a las relaciones interpersonales. Sin embargo, no cumple todos los criterios del trastorno obsesivo-compulsivo de la personalidad completo o no hay información suficiente para hacer tal diagnóstico. Permite categorizar los rasgos de personalidad obsesivo-compulsiva para orientar la intervención psicoterapéutica.

Trastorno paranoide de la personalidad (301.0/F60.0)

Este trastorno se caracteriza por un patrón invasivo de desconfianza y sospecha de los demás, de modo que las intenciones de los demás se interpretan como maliciosas. Los individuos muestran una preocupación recurrente por las dudas injustificadas sobre la lealtad y fidelidad de amigos, socios u otras personas, los perciben como amenazantes y probablemente deshonestos. Esperan traiciones y violaciones de la confidencialidad y guardan rencor a aquellos de los que sospechan. Les cuesta confiar en los demás y tienen dificultades para delegar.

Trastorno de la personalidad por dependencia (301.6/F60.7)

En este trastorno existe una necesidad generalizada y excesiva de que los demás asuman responsabilidades importantes en las principales áreas de la vida. Se manifiesta en comportamientos sumisos, apego excesivo y miedo a la separación, así como en la creencia de que no pueden cuidar de sí mismos porque se sienten incapaces o indefensos. Las personas dependientes tienen grandes dificultades para tomar decisiones cotidianas si no cuentan con el consejo y la aprobación excesivos de los demás. Temen perder el apoyo o la aprobación de aquellos de quienes dependen.

Trastorno de la personalidad por evitación, especificado (301.82/F60.6)

Este diagnóstico se utiliza cuando una persona muestra un patrón generalizado de inhibición social, sentimientos de inadecuación e hipersensibilidad a la evaluación negativa, lo que conduce a restricciones significativas de la vida social y profesional debido al miedo exagerado a la desaprobación o el rechazo. Sin embargo, no cumple todos los criterios del trastorno de la personalidad por evitación completo o no hay información suficiente para hacer tal diagnóstico. Permite categorizar los rasgos de la personalidad evitativa para orientar la intervención psicoterapéutica.

Trastorno de pica (307.52/F98.3)

Este trastorno consiste en la ingestión persistente de sustancias no nutritivas y no alimentarias (por ejemplo, tiza, arcilla, hielo, papel, pelo, objetos de plástico) durante un periodo mínimo de un mes. Este comportamiento es inadecuado para el nivel de desarrollo del individuo y no forma parte de una práctica culturalmente apoyada o tradicionalmente reconocida. Puede darse en niños o adultos con retraso mental u otros trastornos del desarrollo, pero también en ausencia de éstos. Puede estar asociado a deficiencias nutricionales o al alcoholismo.

Trastorno psicótico breve (298.8/F23)

Este trastorno se caracteriza por la presencia transitoria de uno o más síntomas psicóticos como delirios, alucinaciones, lenguaje desorganizado, comportamiento catatónico o desorganización grave del comportamiento. Los síntomas están presentes durante más de un día pero menos de un mes, y finalmente se produce un retorno al nivel previo de funcionamiento. El trastorno no se explica mejor por otro trastorno psicótico como la esquizofrenia ni se debe a los efectos fisiológicos de una sustancia o enfermedad médica.

Trastorno psicótico compartido (mutismo selectivo) (315.39/F94.0)

Este trastorno consiste en la negativa persistente a hablar en situaciones sociales específicas en las que se espera la verbalización (por ejemplo, en la escuela) a pesar de hablar con normalidad en otras situaciones. El problema interfiere significativamente en el rendimiento educativo u ocupacional. No se explica mejor por la falta de conocimiento o comodidad con el lenguaje hablado. Puede estar asociado a ansiedad social o rasgos evitativos. El tratamiento incluye terapia conductual y psicoterapia para aumentar la confianza y disminuir la ansiedad.

Trastorno psicótico compartido especificado (297.1/F24)

Este diagnóstico se utiliza cuando una persona presenta la aparición simultánea de delirios y alucinaciones visuales o auditivas, con preservación de la claridad de conciencia y la capacidad cognitiva general. Los síntomas psicóticos no se explican mejor por la presencia de otro trastorno mental específico. Sin embargo, no se cumplen todos los criterios para el diagnóstico completo de trastorno psicótico compartido o la información es insuficiente para realizar dicho diagnóstico. Permite categorizar el cuadro psicótico para orientar el tratamiento.

Trastorno psicótico inducido por sustancias/medicación, especificado (293.81/F06.2)

Este diagnóstico se utiliza cuando se presentan síntomas psicóticos como alucinaciones, delirios, pensamiento desorganizado, comportamiento catatónico, que se desarrollan durante o poco después de la intoxicación o abstinencia de sustancias/medicamentos, y se cree que son un efecto directo de la sustancia. Sin embargo, no se cumplen todos los criterios para el diagnóstico completo de este trastorno o la información es insuficiente para ello. Permite categorizar el cuadro psicótico inducido para orientar el tratamiento.

Letra Q

No existen términos con esta letra en el Manual diagnóstico y estadístico de los trastornos mentales (DSM-V).

Letra R

Trastorno de rumiación (307.53/F98.21)

Este trastorno consiste en la regurgitación repetida de alimentos ingeridos previamente, que se remastican, se vuelven a tragar o finalmente se escupen. El trastorno persiste más allá de la infancia o del periodo normal de desarrollo. La rumiación no se explica por la presencia de ninguna afección médica (por ejemplo, reflujo gastroesofágico) y no se produce exclusivamente en el curso de la anorexia nerviosa, la bulimia nerviosa o el trastorno de evitación/restricción alimentaria.

Trastorno del ritmo circadiano sueño-vigilia (307.45/G47.21)

Este trastorno consiste en un patrón de sueño-vigilia muy desincronizado del horario convencional, debido a una alteración del ritmo circadiano endógeno o a factores ambientales externos que afectan a la sincronización del ritmo. Produce un malestar clínico significativo e interferencias en el funcionamiento social, laboral u otras áreas importantes. Puede implicar ciclos de sueño-vigilia muy largos (por ejemplo, 26 horas) o muy cortos (menos de 24 horas).

Trastorno del ritmo circadiano sueño-vigilia (307.45/G47.21):

El trastorno del ritmo circadiano de sueño-vigilia es un trastorno del ciclo sueño-vigilia caracterizado por un patrón de sueño y actividad física muy desincronizado y constantemente desincronizado con el horario convencional y socialmente aceptado de sueño-vigilia. Esto se debe a una alteración del ritmo circadiano endógeno, el reloj biológico interno que regula el ciclo sueño-vigilia, o a la presencia de factores ambientales externos que alteran el ritmo circadiano normal.

El resultado es un patrón de sueño y vigilia anormal, por ejemplo, dormir durante el día y estar despierto por la noche, que causa malestar clínicamente significativo o deterioro social, laboral o de otras áreas importantes de la vida del individuo.

Trastorno relacionado con alucinógenos no especificado (292.9/F16.959):

El trastorno relacionado con alucinógenos no especificado es una categoría diagnóstica para clasificar los trastornos mentales o conductuales clínicamente significativos inducidos por la intoxicación o la abstinencia de sustancias alucinógenas, pero que no cumplen criterios específicos ni alcanzan el nivel de gravedad necesario para justificar un diagnóstico formal de uno de los trastornos mentales inducidos por alucinógenos descritos en el DSM-5, como el trastorno psicótico, el trastorno bipolar, el trastorno de ansiedad, etc.

Por ejemplo, la persona puede presentar algunos síntomas sensoperceptivos o cognitivos característicos de la intoxicación por alucinógenos, como delirios o pseudoalucinaciones, pero no son lo suficientemente graves o prolongados como para recibir el diagnóstico completo. En cualquier caso, estos síntomas inducidos por la sustancia provocan alteraciones significativas en el funcionamiento normal de la persona.

Trastorno no especificado relacionado con la cafeína (292.9/F15.959):

El trastorno relacionado con la cafeína no especificado de otro modo es una categoría diagnóstica para clasificar los cuadros clínicos inducidos por la cafeína que causan un deterioro o malestar clínicamente significativo en el funcionamiento normal de la persona, pero que no cumplen los criterios ni alcanzan la gravedad necesaria para diagnosticar ninguno de los trastornos mentales específicos inducidos por la cafeína descritos en el DSM-5, como la intoxicación por cafeína, la abstinencia de cafeína o los trastornos del sueño relacionados. Por ejemplo, puede haber síntomas leves como nerviosismo, insomnio o inquietud, que no llegan a constituir un cuadro completo.

Trastorno no especificado relacionado con el cannabis (292.9/F12.959):

Del mismo modo, esta categoría se utiliza para clasificar las afecciones clínicas inducidas por el cannabis, como las alteraciones perceptivas, la ansiedad o los problemas de memoria a corto plazo, que causan un deterioro o interferencia significativos en la vida del individuo, pero que no cumplen los requisitos de sintomatología, duración o gravedad para justificar un diagnóstico formal de uno de los trastornos específicos del cannabis descritos en el manual de diagnóstico DSM-5.

Trastorno no especificado relacionado con los estimulantes (292.9/F15.959):

El trastorno relacionado con estimulantes no especificado de otro modo es una categoría diagnóstica para clasificar las afecciones clínicas inducidas por el consumo de diversos estimulantes como la cocaína, las anfetaminas, la metanfetamina u otros, que provocan un deterioro o malestar clínicamente significativo en el individuo, pero que no cumplen los criterios específicos ni alcanzan la gravedad necesaria para justificar ninguno de los diagnósticos formales de trastornos mentales inducidos por estimulantes descritos en el DSM-5, como la intoxicación por estimulantes, la abstinencia de estimulantes, los trastornos de ansiedad, psicóticos, del estado de ánimo o del sueño secundarios al consumo de estas sustancias psicoactivas.

Trastorno no especificado relacionado con la fenilciclidina (292.9/F16.959):

Esta categoría se utiliza para clasificar los trastornos mentales o conductuales clínicamente significativos inducidos por el consumo de la droga disociativa fenilciclidina (PCP), cuando no se cumplen los criterios específicos ni se alcanza la gravedad necesaria para justificar cualquiera de los diagnósticos formales de los diversos trastornos mentales inducidos por esta sustancia descritos por el DSM-5, como el delirio, los trastornos psicóticos, bipolares, de ansiedad o afines, que causan angustia relevante o deterioro funcional en el individuo.

Trastorno no especificado relacionado con inhalantes (292.9/F18.959):

El trastorno relacionado con inhalantes no especificado de otro modo es una categoría diagnóstica para clasificar las afecciones clínicas inducidas por la intoxicación o la abstinencia de diversos inhalantes volátiles, como pegamentos, gasolina, pinturas en aerosol, entre otros, que causan un deterioro o malestar clínicamente significativo en el individuo, pero que no cumplen los criterios específicos ni alcanzan la gravedad necesaria para justificar ninguno de los diagnósticos formales de trastornos mentales inducidos por inhalantes descritos en el DSM-5, como la intoxicación, el síndrome de abstinencia, el delirio, la demencia, los trastornos psicóticos, la ansiedad o los trastornos del sueño secundarios al consumo de estas sustancias.

Trastorno no especificado relacionado con opiáceos (292.9/F11.959):

Esta categoría se utiliza para clasificar las afecciones clínicas inducidas por el consumo de opiáceos, como la heroína o los analgésicos de venta con receta, que provocan alteraciones significativas en el funcionamiento cognitivo, conductual o psicosocial de la persona, pero que no cumplen los criterios específicos ni alcanzan la gravedad requerida para un trastorno mental inducido por opiáceos descrito en el DSM-5, como la intoxicación, el síndrome de abstinencia, el delirio, los trastornos de ansiedad, los trastornos del estado de ánimo, los trastornos del sueño, la disfunción sexual o los problemas de control de impulsos secundarios al consumo de estas sustancias.

Trastorno relacionado con sedantes, hipnóticos o ansiolíticos no especificado (292.9/F13.959):

Esta categoría se utiliza para clasificar las afecciones clínicas inducidas por el uso de sedantes, hipnóticos o ansiolíticos, que causan alteraciones significativas en el individuo, pero que no cumplen los criterios específicos ni alcanzan la gravedad necesaria para justificar ninguno de los diagnósticos formales de trastornos mentales inducidos por estas sustancias descritos en el manual de diagnóstico, como intoxicación, síndrome de abstinencia, delirio, demencia, trastornos relacionados con el sueño, la ansiedad o el estado de ánimo, que causan trastornos o angustia clínicamente relevantes.

Trastorno relacionado con sustancias y adicciones no especificado (292.9/F19.959):

Esta categoría se utiliza para clasificar las afecciones clínicas inducidas por el consumo de diversas sustancias psicoactivas, que causan un deterioro significativo o una interferencia en el funcionamiento normal de la persona, pero que no cumplen los criterios específicos ni alcanzan el nivel de gravedad necesario para justificar ninguno de los diagnósticos formales de trastornos mentales inducidos por sustancias descritos en el manual de clasificación de los trastornos mentales.

Trastorno relacionado con el tabaco no especificado (292.9/F17.959):

Esta categoría se utiliza para clasificar afecciones clínicas inducidas por el consumo de tabaco, como alteraciones del estado de ánimo, ansiedad, irritabilidad o problemas de sueño, que causan un deterioro o malestar clínicamente significativo en el individuo, pero que no cumplen los criterios específicos ni alcanzan la gravedad necesaria para justificar ninguno de los diagnósticos formales de trastornos mentales o conductuales inducidos por el tabaco descritos en la clasificación estándar de trastornos mentales.

Letra S

Síndrome de las piernas inquietas (333.94/G25.81):

El síndrome de las piernas inquietas se caracteriza por una necesidad imperiosa de mover las piernas, a menudo acompañada de sensaciones incómodas o molestas en las piernas. Los síntomas aparecen o empeoran durante los periodos de descanso o inactividad, especialmente por la noche, y se alivian temporalmente con el movimiento. Esto provoca dificultades para conciliar o mantener el sueño, causando insomnio nocturno y somnolencia diurna. Se cree que tiene una base neurológica y es más frecuente en personas con carencia de hierro. El tratamiento es sintomático.

Síndrome de Tourette (307.23/F95.2):

El síndrome de Tourette es un trastorno neuropsiquiátrico caracterizado por múltiples tics motores y al menos un tic vocal, que han estado presentes en algún momento de la enfermedad, aunque no necesariamente de forma concurrente. Los tics son movimientos o vocalizaciones repentinos, rápidos, recurrentes, no rítmicos y estereotipados. Pueden empeorar con el estrés y remitir durante el sueño. El inicio se produce antes de los 18 años de edad. Se cree que tiene un origen neurobiológico. No tiene cura pero existen opciones de tratamiento para mejorar los síntomas.

Trastorno de los síntomas neurológicos funcionales (300.11/F44.4):

Se define como la presencia de síntomas somáticos que implican la pérdida de funciones motoras o sensoriales sugestivos de una enfermedad neurológica u otra afección médica. Sin embargo, tras una evaluación adecuada, la causa de los síntomas no puede explicarse plenamente por una enfermedad neurológica o por los efectos directos de una sustancia.

Los síntomas típicos incluyen debilidad muscular, movimientos anormales, síntomas sensoriales, síntomas de pseudocrisis, síntomas del habla y de la deglución, entre otros. Estos síntomas causan angustia clínicamente significativa o deterioro en áreas importantes del funcionamiento como la social, ocupacional, académica, etc.

Este trastorno se considera funcional, lo que significa que existe una disociación entre la queja somática subjetiva y las anomalías neurológicas objetivas que cabría esperar dada la naturaleza y gravedad de los síntomas. En otras palabras, los hallazgos del examen neurológico son más leves o inespecíficos en comparación con la intensidad de los síntomas referidos.

Los criterios diagnósticos también establecen que los síntomas no se explican mejor por la presencia de otro trastorno mental (por ejemplo, trastorno de conversión, trastorno de ansiedad, etc.). Además, debe descartarse que los síntomas sean efectos secundarios de medicamentos o sustancias.

Trastorno de los síntomas somáticos (300.82/F45.1):

El trastorno por síntomas somáticos se caracteriza por una preocupación, ansiedad o miedo excesivos ante síntomas físicos leves normales o una anticipación ansiosa de que estos síntomas puedan aparecer. Esta preocupación persiste durante al menos 6 meses y va acompañada de comportamientos excesivos en respuesta a los síntomas, como repetidos exámenes médicos. Los síntomas físicos pueden ser reales o no, pero la respuesta emocional y conductual del individuo está desproporcionadamente alterada.

Trastorno de los síntomas somáticos no especificado (300.82/F45.9):

Esta categoría se utiliza para clasificar las presentaciones clínicas de los trastornos de síntomas somáticos, es decir, la preocupación excesiva por síntomas físicos y corporales que causan un malestar o deterioro significativo en la persona, pero que no cumplen los criterios específicos para ser diagnosticados como uno de los trastornos de síntomas somáticos definidos en la clasificación oficial de trastornos mentales, como el trastorno de ansiedad por enfermedad, el trastorno de conversión, la hipocondriasis, entre otros.

Trastorno del sueño inducido por sustancias/medicamentos (292.85/F13.182):

Este trastorno se caracteriza por la presencia de alteraciones del sueño clínicamente significativas, como dificultad para conciliar el sueño o para mantenerlo, que se consideran efectos directos de la ingestión o la abstinencia de una sustancia tóxica o un medicamento, en lugar de atribuirse a un trastorno primario del sueño.

Las alteraciones del sueño se manifiestan principalmente como insomnio o hipersomnia y son lo suficientemente graves como para merecer una atención clínica independiente. Los síntomas aparecen durante la intoxicación o la abstinencia de la sustancia y desaparecen o mejoran sustancialmente cuando cesa el consumo. Algunos ejemplos son el insomnio provocado por estimulantes como la cocaína, o la sedación excesiva provocada por el alcohol o las benzodiacepinas.

El diagnóstico requiere descartar la existencia de un trastorno primario no inducido por sustancias que explique mejor las anomalías del sueño. El tratamiento implica la interrupción o disminución del consumo de la sustancia responsable, junto con medidas sintomáticas según sea necesario.

Letra T

Trastorno de terror nocturno (307.46/F51.4):

El trastorno de terror nocturno consiste en episodios repetidos caracterizados por despertares bruscos del sueño con gritos de pánico o llanto intenso. Suelen ocurrir durante las primeras horas del sueño no REM y van acompañados de síntomas de excitación autonómica como taquicardia, respiración agitada, dilatación pupilar y elevación de la tensión arterial.

Durante el episodio puede haber vocalizaciones, comportamientos de huida, confusión e inconsolabilidad. La persona no consigue despertarse del todo y posteriormente no recuerda nada del suceso. Predomina en niños pero puede persistir en adultos. Se desconoce la causa, pero se asocia a la privación de sueño, la fiebre o el estrés. El tratamiento incluye medidas de higiene del sueño y terapia conductual.

Letra U

Trastorno por uso de estimulantes (304.40/F15.20):

El trastorno por uso de estimulantes se caracteriza por un patrón problemático de consumo de sustancias como la cocaína, anfetaminas o metanfetaminas, que conduce a un deterioro o malestar clínicamente significativos. Se manifiesta por un control deficitario sobre el uso, consumo recurrente en situaciones peligrosas, dificultades sociales/laborales/interpersonales relacionadas, y fenómenos de tolerancia o abstinencia.

Los criterios diagnósticos incluyen consumo en cantidades mayores o por más tiempo del previsto, deseo persistente o esfuerzos fallidos para reducir o controlar el uso, inversión excesiva de tiempo en actividades para obtener la sustancia o recuperarse de sus efectos, y continuación del consumo a pesar de problemas físicos o psicológicos causados o exacerbados por la sustancia.

El tratamiento combina farmacoterapia para manejar los síntomas de abstinencia y prevenir recaídas, junto con intervenciones psicosociales como terapia cognitivo-conductual, entrevista motivacional y estrategias de prevención de recaídas. El apoyo familiar y social es fundamental en el proceso de recuperación.

Letra V

Victimización infantil por maltrato físico especificado (v61.12):

Esta categoría se utiliza para clasificar una historia de haber sufrido malos tratos físicos durante la infancia, como palizas, agresiones o castigos corporales excesivos por parte de los cuidadores, que ha afectado negativamente al bienestar psicosocial actual del individuo, pero que no cumple todos los criterios sintomáticos para justificar un diagnóstico formal de un trastorno mental específico en la actualidad, como el trastorno de estrés postraumático, el trastorno depresivo persistente o el trastorno límite de la personalidad, entre otros.

Victimización infantil por maltrato psicológico especificado (v61.22):

Del mismo modo, esta categoría se utiliza para codificar un historial de haber sufrido abusos psicológicos o emocionales durante la infancia, como insultos, ridiculización, rechazo extremo, aislamiento o corrupción, que repercuten negativamente en el bienestar psicosocial actual de la persona, pero que no cumplen todos los criterios para justificar un diagnóstico contemporáneo de cualquier trastorno mental específico derivado de ese abuso psicológico en la infancia.

Victimización infantil por abuso sexual especificado (v61.21):

Esta categoría se utiliza para codificar un historial de abuso sexual en la infancia, como violación, incesto, actividad sexual involuntaria o tocamientos inapropiados, que ha tenido un impacto negativo en el bienestar psicosocial actual de la persona, pero que no cumple todos los criterios diagnósticos de ningún trastorno mental actual específico derivado de ese abuso sexual en la infancia.

Victimización infantil por negligencia especificada (v61.21):

Del mismo modo, esta categoría permite clasificar un historial de negligencia infantil por parte de los cuidadores, como la falta de supervisión adecuada, la privación de las necesidades básicas o la falta de acceso a atención médica, educación o protección, que repercute negativamente en el bienestar psicosocial del individuo en la actualidad, pero que no cumple los criterios sintomáticos necesarios para diagnosticar formalmente un trastorno mental específico derivado de dicha negligencia infantil.

Letra W

No existen términos con esta letra en el Manual diagnóstico y estadístico de los trastornos mentales (DSM-V).

Letra X

No existen términos con esta letra en el Manual diagnóstico y estadístico de los trastornos mentales (DSM-V).

Letra Y

No existen términos con esta letra en el Manual diagnóstico y estadístico de los trastornos mentales (DSM-V).

Letra Z

No existen términos con esta letra en el Manual diagnóstico y estadístico de los trastornos mentales (DSM-V).

Índice

Letra C - Página 19

- Trastorno catatónico debido a otro trastorno médico especificado
- Trastorno ciclotímico
- Trastorno conversivo
- Trastorno de celotipia
- Trastorno de conversión
- Trastorno del desarrollo de la coordinación
- Trastorno del comportamiento del sueño REM

Letra D - Página 27

- Delirio debido a otra afección médica
- Delirio inducido por fármacos
- Delirio no especificado
- Delirio por abstinencia de sustancias
- Delirio debido a intoxicación por sustancias
- Discapacidad intelectual
- Trastorno de despersonalización/realización
- Trastorno de despersonalización/realización, especificado
- Trastorno perturbador de la desregulación del estado de ánimo
- Trastorno disruptivo especificado de la desregulación del estado de ánimo
- Trastorno de dismorfia muscular
- Trastorno delirante
- Trastorno delirante inducido por sustancias
- Trastorno delirante delirante, tipo celiotípico
- Trastorno delirante de tipo grandiosidad
- Trastorno delirante de tipo erotomaníaco
- Trastorno de delirio persecutorio
- Trastorno depresivo debido a otra afección médica

- Trastorno del pensamiento delirante inducido por sustancia/medicación específica
- Trastorno de identidad disociativo
- Trastorno de la ingesta alimentaria en la infancia

Letra J - Página 65

- Trastorno por jadeo
- Trastorno del juego patológico

Letra K - Página 67

- Sin condiciones

Letra L - Página 68

- Trastorno límite de la personalidad

Letra M - Página 70

- Mutismo selectivo
- Trastorno de movimientos estereotipados
- Trastorno del movimiento inducido por fármacos
- Trastorno mental no especificado

Letra N - Página 74

- Narcolepsia
- Trastorno neurocognitivo debido a la enfermedad de Parkinson, mayor o menor
- Trastorno neurocognitivo debido a la enfermedad de Pick, mayor o menor
- Trastorno neurocognitivo debido a la exposición a contaminantes ambientales, mayores o menores
- Trastorno neurocognitivo grave o leve debido a la infección por el VIH
- Trastorno neurocognitivo debido a priones, mayor o menor

- Trastorno neurocognitivo debido a un traumatismo craneoencefálico mayor o menor
- Trastorno neurocognitivo frontotemporal grave o leve
- Trastorno neurocognitivo por deficiencia de vitamina B12, mayor o menor
- Trastorno neurocognitivo debido a la enfermedad de Alzheimer, mayor o menor
- Trastorno neurocognitivo debido a la enfermedad de Huntington, mayor o menor
- Trastorno vascular neurocognitivo grave o leve

Letra Ñ - Página 86

- Sin condiciones

Letra O - Página 87

- Otro problema relacionado con el ciclo de vida familiar especificado
- Otro problema relacionado con las relaciones románticas especificadas
- Otros trastornos bipolares y afines especificados
- Otro trastorno de ansiedad especificado
- Otro trastorno alimentario especificado
- Otro trastorno de personalidad especificado
- Otro trastorno mental potenciado especificado
- Otro trastorno especificado de los síntomas sensoriales
- Otro trastorno especificado de síntomas somáticos
- Otro trastorno del sueño especificado
- Otro trastorno depresivo especificado
- Otros trastornos destructivos especificados del control de los impulsos y del comportamiento
- Otro trastorno disociativo especificado

- Otros trastornos perturbadores, del control de los impulsos y del comportamiento especificados
- Otro trastorno mental especificado debido a otra afección médica
- Otro trastorno mental especificado o no especificado
- Otro trastorno neurocognitivo especificado
- Otro trastorno especificado relacionado con el embarazo
- Otro trastorno relacionado con el trauma y factores de estrés especificados

Letra P - Página. 98

- Pesadillas
- Problema de aculturación no especificado
- Problema de adaptación a la pérdida de un familiar cercano concreto
- Problema de relación entre hermanos no especificado
- Problema relacionado con la crianza especificado
- Trastorno antisocial de la personalidad
- Trastorno específico de la personalidad dependiente
- Trastorno esquizoide de la personalidad
- Trastorno esquizotípico de la personalidad
- Trastorno histriónico de la personalidad especificado
- Trastorno límite de la personalidad especificado
- Trastorno narcisista de la personalidad
- Trastorno obsesivo-compulsivo de la personalidad especificado
- Trastorno paranoide de la personalidad
- Trastorno de la personalidad por dependencia
- Trastorno de la personalidad por evitación especificado
- Trastorno de pica

- Trastorno psicótico breve
- Trastorno psicótico compartido (mutismo selectivo)
- Trastorno psicótico compartido especificado
- Trastorno psicótico inducido por sustancias/medicación especificada

Letra Q - Página 109

- Sin condiciones

Letra R - Página 110

- Trastorno de rumiación
- Trastorno del ritmo circadiano sueño-vigilia
- Trastorno relacionado con alucinógenos no especificado
- Trastorno no especificado relacionado con la cafeína
- Trastorno no especificado relacionado con el cannabis
- Trastorno no especificado relacionado con los estimulantes
- Trastorno no especificado relacionado con la fenilciclidina
- Trastorno no especificado relacionado con inhalantes
- Trastorno no especificado relacionado con los opiáceos
- Trastorno no especificado relacionado con sedantes, hipnóticos o ansiolíticos
- Trastorno relacionado con sustancias y adicciones no especificado
- Trastorno relacionado con el tabaco no especificado

Letra S - Página 118

- Síndrome de las piernas inquietas
- Síndrome de Tourette

Letra T - Página 123

- Trastorno de excoriación
- Trastorno del espectro autista
- Trastorno específico del aprendizaje
- Trastorno explosivo intermitente
- Trastorno de terror nocturno
- Trastorno de la fluidez de inicio en la infancia
- Trastorno facticio
- Trastorno de los síntomas neurológicos funcionales
- Trastorno de síntomas somáticos
- Trastorno de síntomas somáticos no especificado
- Alteración del sueño inducida por sustancias/medicamentos

Letra U - Página 124

- Sin condiciones

Letra V - Página 126

- Victimización infantil por maltrato físico especificado
- Victimización infantil por maltrato psicológico especificado
- Victimización en la infancia por abuso sexual especificado
- Victimización infantil por negligencia especificada

Letra W - Página 128

- Sin condiciones

Letra X - Página 129

- Sin condiciones

Letra Y - Página 130

- Sin condiciones

Letra Z - Página 131

- Sin condiciones

Made in United States
Orlando, FL
20 October 2024

52909419R00086